DE
庫

一番わかりやすい
栄養学の本

夢プロジェクト［編］

河出書房新社

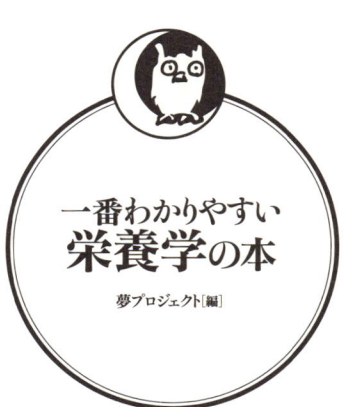

もっと元気に、もっと健康になれる「栄養学」◆まえがき

ポリフェノール、大豆イソフラボン、カテキン、タウリン、リノール酸などなど、近年「体にいい！」といわれる物質や成分の名前をよく耳にします。でも、あなたは、それらが体にどのように効《き》くのか、ご存じですか？　意外に、「名前は知っているが、効能までは……」という方が多いのではないでしょうか？

じっさい、聞いたことはあっても、正確な中身は案外わかっていないというのが、食べ物と栄養に関する知識のようです。

そこで、さまざまな食品に含まれる栄養素について、その効果、上手なとり方、あるいは悪影響まで、詳しく紹介しました。体にいいはずの成分でも、場合によって体に悪さをするのが、栄養素の怖いところ。食べ物を健康に役立て、疲れにくい体を手に入れるには、正確な知識が必要です。

というわけで、本書には、食べ物と栄養に関する知識を満載しました。あなたも〝知らないと怖い、知って得する栄養の知識〟を身につけ、より元気に、ますます健康になっていただければ幸いです。

夢プロジェクト

一番わかりやすい【栄養学】の本／もくじ

1章 【栄養】って、なに？ どうして必要なの？

2章 いま注目の栄養素、【機能性成分】って？

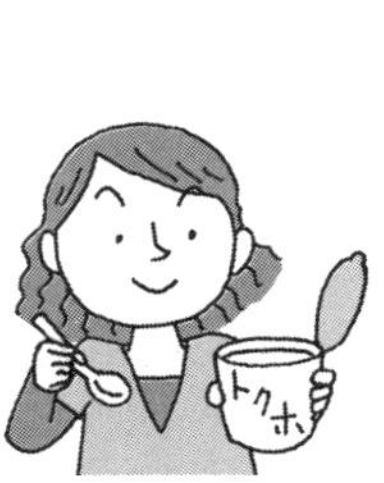

3章 効率よく栄養をとる、体にいい【調理法】とは？

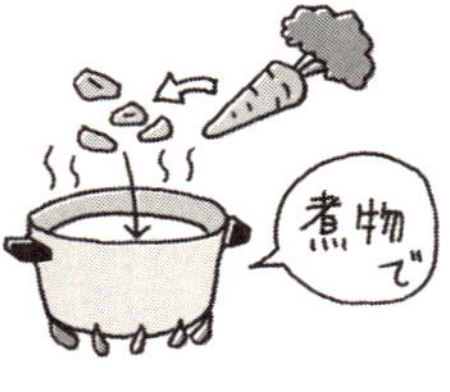

4章 【身近な食品】の栄養と健康効果は？

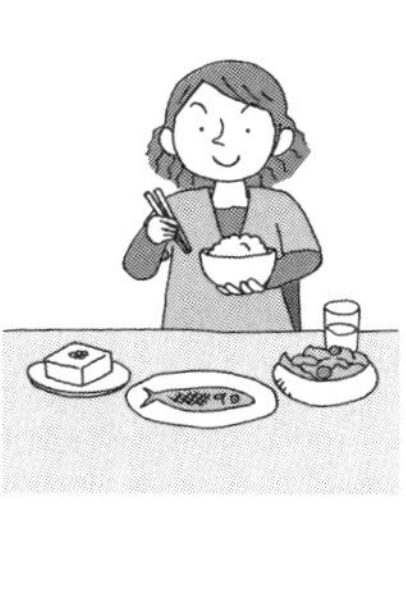

5章 いろいろな【野菜】、体にどういいの?

7章 いろいろな【飲み物】、体にどう働くの？

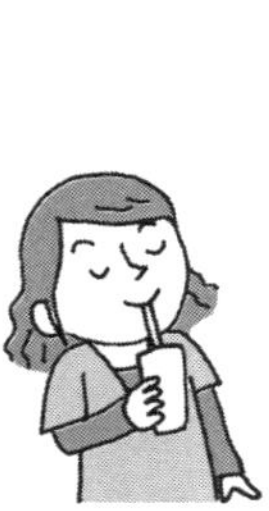

8章 体の不調を改善する、あなたに必要な栄養素は？

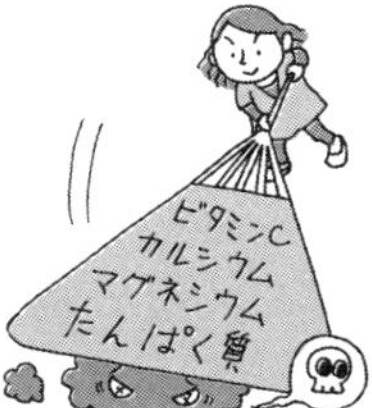

私たちの体をつくる【五大栄養素】早わかり一覧

カバーイラスト◆ネモト円筆
本文イラスト◆堀江篤史
協力◆オフィスGEN

1章【栄養】って、なに？どうして必要なの？

人が成長し、生きていくために欠かせない「栄養」。そもそも栄養とは何なのか？　私たちの体内で、どのように働いているのか？　栄養学の基本から、みていくことにしましょう！

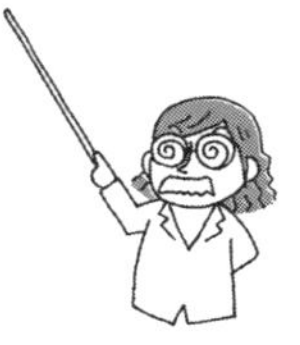

「栄養」ってなに?「栄養素」ってなに?

まずは「栄養学」のもっとも基本的な言葉の意味をはっきりさせておこう。たとえば、カルシウムは「栄養」だろうか。それとも「栄養素」だろうか? 厳密にいえば、「栄養素」と「栄養」は違うもので、カルシウムは「栄養素」であっても「栄養」ではない。

栄養とは、食物が消化・吸収によって体内に取り込まれ、エネルギーになったり、体の組織に変化したりすること。この一連の営みを「栄養」と呼び、そのもととなる物質を「栄養素」と呼ぶ。

具体的にいうと、小魚に含まれるカルシウムや、レモンやミカンに含まれるビタミンC、豚肉に豊富なビタミンB_1などは、いずれも「栄養素」だ。

ということは、私たちがふだん、「もっと栄養をとらなきゃね」とか「栄養を補給しよう」などと使う場合は、「栄養素」をとることを意味している。

また、トンカツやステーキ、焼き肉など、カロリー量の多い食事をしたときに、カロリーのとりすぎという意味で「栄養をとりすぎた」などというのも、じつはおかしな表現である。カロリーは熱量のことであり、栄養でもなければ、栄養素でもないからだ。

五大栄養素は、私たちの体にどう働く？

食品に含まれる栄養素のうち、糖質（炭水化物）、タンパク質、脂質の3つは、人間の体を維持するために不可欠な必要な栄養素であり、「三大栄養素」と呼ばれている。

そのうち、糖質は、おもに心臓を動かしたり、体温を保ったり、筋肉を動かすためのエネルギー源となっている。タンパク質は、おもに筋肉や内臓、骨などの組織をつくる材料として利用され、一部、糖質と同様の働きも担っている。脂質はおもにエネルギー源となるが、一部は体の組織をつくる材料にもなる。

これら三大栄養素にビタミンとミネラルを加えて、「五大栄養素」と呼ぶ。

ビタミンは、体の調子を整えるために働く物質であり、三大栄養素が体内でスムーズに働けるようにサポートしている。水に溶けない脂溶性のビタミンと、水に溶ける水溶性ビタミンがあり、全部で13種類がみつかっている。

ミネラルは、乳製品、小魚などに豊富な物質で、骨格の形成や体液の浸透圧《しんとうあつ》、ホルモンや酵素《こうそ》の成分になったり、神経や筋肉などの機能をスムーズにするために使

【栄養素とその働き】

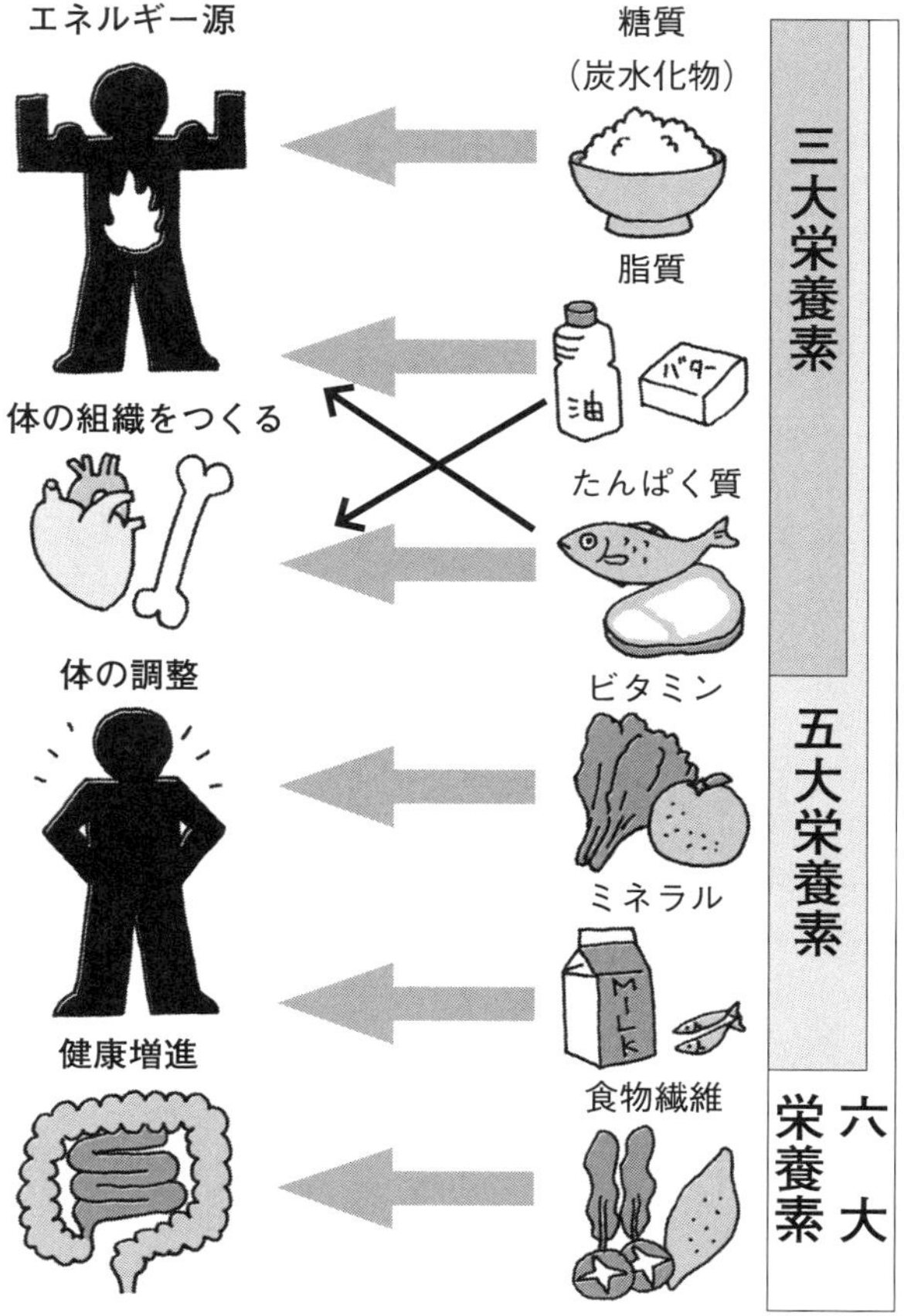
エネルギー源
体の組織をつくる
体の調整
健康増進
糖質
（炭水化物）
脂質
油
バター
たんぱく質
ビタミン
ミネラル
MILK
食物繊維
三大栄養素
五大栄養素
六大栄養素

われる。

これら五大栄養素の働きを補いながら、健康の維持・増進にかかわっているものを「機能性成分」と呼ぶ。たとえば、緑茶に含まれるカテキン、フラボノイド、大豆に含まれるイソフラボン、赤ワインのポリフェノールなどがこれにあたる。

意外かもしれないが、野菜や海藻、きのこ類に豊富に含まれる「食物繊維」は、厳密にいえば栄養素ではない。人の消化酵素では分解されず、吸収することができないからだ。

とはいえ、食物繊維は腸をきれいにしたり、便通を促《うなが》すなど、健康増進に必要な物質であることは事実。最近では、五大栄養素に食物繊維を加えた6種類を「六大栄養素」と呼ぶこともある。

あなたに必要な1日のエネルギー量は?

単純にいって、人の体は、摂取カロリーが消費カロリーをオーバーすれば、おのずと脂肪がたまり、体重が増えていく。ところが、なかには「ぜんぜん食べていないのに太る」と主張する人がいる。

そういう人は、自分の摂取エネルギーの〝適量〟を把握していないことが多い。

というのも、人が1日に必要とするエネルギー量は、体格の差や運動量はもちろん、年齢によっても大きく変わってくるからだ。

人は、静かに横たわっているあいだも、体温維持や血液循環、呼吸など、生命活動を保つためにエネルギーを消費している。それを「基礎代謝量」と呼ぶ。

この基礎代謝量と、日常の活動で消費されるエネルギーの合計が、1日に必要とするエネルギー量。たとえば、事務仕事や家事、軽いスポーツをしている人の場合、成人男性なら1日に2200～2650kcal、女性は1700～2000kcalのエネルギーが必要となる計算だ。

したがって、1日3回の食事でこのカロリー量を上回らなければ、体重は増えないということになる。ただし、気をつけたいのは、年齢によって基礎代謝が変動することだ。

基礎代謝は、18歳をピークに減少し、40代以降は激減する。たとえば18歳男性（身長171cm、体重60kg）では、1日の基礎代謝量は約1550kcal、女性（身長158cm、体重51kg）では、1210kcalだが、50歳男性（身長164cm、体重63kg）では1日1350kcal、女性（身長151cm、体重54kg）では、1日1100kcalにまで落ち込んでいく。

これを無視して、若いころと同じような食事をとっていると、体重の増加とともに脂肪がたまり、生活習慣病の原因にもなるのだ。

〝メタボ〟って、正確にはどういう状態の人？

お腹がポッコリ出ていることを、「メタボ体型」「メタボ腹」などと呼ぶ。そのせいか、メタボリックシンドロームを、単なる中年太りや肥満と勘違いしている人も少なくない。

メタボリックシンドロームは、日本語では「内臓脂肪代謝障害」といって、内臓脂肪がもととなって糖尿病や高血圧、脂質異常を引き起こす状態のこと。放っておくと、心筋梗塞《しんきんこうそく》や脳卒中《のうそっちゅう》など、命にかかわる病気を招くこともある恐ろしい症状なのだ。

診断には、まずウエスト回り（腹囲）の測定がおこなわれる。日本の基準値は、男性で腹囲85㎝以上、女性では90㎝以上。腹囲が重要視されるのは、この基準を超えた人は「内臓脂肪が多い」と考えられるからだ。

じつは、糖尿病や高血圧などの生活習慣病は、それぞれが別々に進行するものではなく、内臓脂肪が蓄積《ちくせき》した内臓脂肪型肥満がかかわっていることがわかっている。

内臓脂肪が多いと動脈硬化が進み、さまざまな病気を併発《へいはつ》するリスクが高まるのである。

　ただし、ポッコリお腹の人＝メタボというわけではない。腹囲の測定で基準値以上の人のうち、脂質、血圧、血糖の3項目の検査で、2項目以上に当てはまると、メタボリックシンドロームと診断されることとなる。

　具体的には、「中性脂肪」が150㎎／dL以上、HDLコレステロールが40㎎／dL未満のいずれか、もしくは両方当てはまる人。「血圧」は、最高血圧が130㎜Hg以上、最低血圧が85㎜Hg以上のいずれか、または両方にあてはまる人。「空腹時

□腹囲 85センチ～(男)
　　　90センチ～(女)

□中性脂肪 150㎎/dL ～
□ HDL コレステロール 40㎎/dL 未満

□最高血圧 130㎜Hg ～
□最低血圧　85㎜Hg ～

□空腹時血糖値 110㎎/dL ～

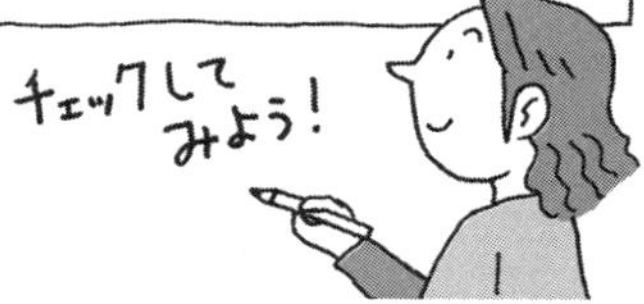

【こんな人は要注意！】

血糖値」が１１０mg／dL以上の人が、正真正銘のメタボに該当《がいとう》する。

極端なダイエットは、なぜリバウンドしやすい？

減量した後、体重がもとに戻ることを「リバウンド」という。ダイエット経験者なら、リバウンドを繰り返していると、やせにくい体質になってしまうことをご存じだろう。

このことは１９５０年、米軍がおこなった「半飢餓《きが》実験」によって明らかにされている。その実験では、32名の健康な人を対象に、７か月間にわたって食事量を必要エネルギーの20～60％に抑え、体の変化を観察した。すると、７か月後の体重は平均23％減り、体脂肪は65％も減ったという。

その後、通常の食事に戻したところ、被験者の体重は４か月でもとに戻った。ところが、体脂肪だけは、実験前より増えていたことがわかったのだ。これは「ウエイトサイクリング現象」と呼ばれるもので、ダイエットでリバウンドを繰り返すと同様の現象が起きることがわかっている。

食べ物が与えられないと、人間の体は蓄積《ちくせき》されたエネルギーを消費して命を維持しようとする。その際、真っ先に使われるのが糖質で、次に脂肪が使われる。それでも栄養が足りなくなると、筋肉などのタンパク質が使われはじめる。

極端な食事制限で減量するとリバウンドしやすいのは、筋肉内のタンパク質が減るからだ。筋肉量が減ると基礎代謝（消費エネルギー）が落ちるため、以前と同じ食事をしても、体重が増えてしまうのである。

体内のタンパク質は、5％減るだけでも筋力が低下し、傷の治りが遅くなるなど、免疫機能も衰えてしまう。タンパク質が30％減ると、生命の維持が危うくなり、むくみ、血圧の低下、下痢などが起きる。また、抑うつ的になるなど、精神面にも異常があらわれやすくなる。

「1日3食」は、本当に体にいいのか？

飽食の現代では、1日に4回、5回も食べることも可能だが、健康のためには「1日3回」が理想的だといわれている。その根拠は、「体内時計」のリズムに合わせて食事をとることができるからだ。

体内時計とは、人間の脳の視床下部《ししょうかぶ》に生まれつき備わっている部位あるいは能力のことであり、春夏秋冬の変化や潮の満ち引きなどの自然環境に合わせて、人の生体リズムをコントロールしていると考えられている。

人が夜明けとともに目覚め、夜になれば眠くなるのも、体内時計が夜明けや日没などの「光」を感知して、睡眠や活動をコントロールしているからだ。

いっぽう、不規則な生活をしていると、体が時差ぼけのような状態になって、睡眠障害などの不調を招きやすくなる。1日3食、規則正しい食事をとることが大切だといわれるのは、食事によって時差ボケを防ぎ、生体リズムを守る効果が期待できるからだ。

また、3食のなかでも「朝食が大事!」といわれるのは、脳のエネルギー源となるブドウ糖を補給することで、1日の始まりから脳の働きがよくなるため。また、食事をとると体温が上がるため、体のほうもおのずと活動的になる。

それなら、1日1回の朝食だけでいいのでは? と思うかもしれないが、1回の食事で1日に必要な栄養素を摂取することはできない。十分なカロリーをとることはできても、体の健康を保つビタミンやミネラルなどの微量栄養素が不足してしまうのだ。

日本型の食生活が、なぜ健康にいいのか?

日本人が食べ慣れているＳＵＳＨＩやＴＯＦＵは、いまや世界に通用するヘルシ

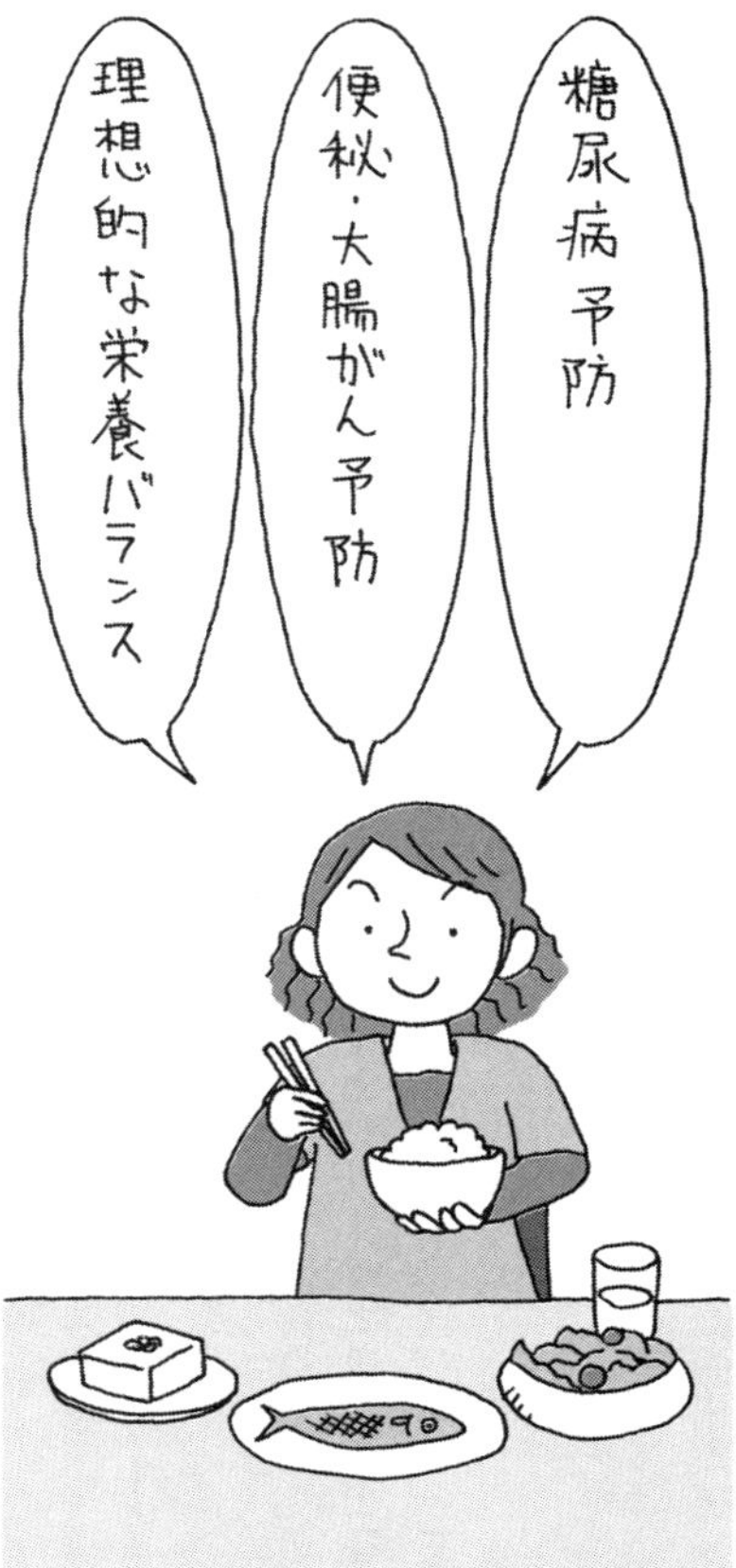
糖尿病予防
便秘・大腸がん予防
理想的な栄養バランス
【和食は体にいいことがいっぱい】

ーフード。米を主食に野菜をしっかりとる伝統的な日本の食生活が健康によいことがわかり、アメリカを中心に和食ブームが広がりつづけている。

和食に欠かせないものといえば「米」だが、糖質（炭水化物）はパンや麺類からも摂取できる。なぜ、米が健康によいかというと、糖尿病の予防に役立つからだ。

欧米の主食であるパンや麺類は消化スピードが速く、血糖値が急激に上がりやすい。その点、米はゆっくり消化されるので、血糖値の上昇スピードもゆるやかとなり、糖尿病を招きにくいのだ。

また、米のデンプン質には、消化されにくい「レジスタントスターチ」という物質が含まれている。それが食物繊維と同様の働きをして、便秘や大腸がんの予防にも役立つ。

和食のすぐれている点は、米を食べることだけではない。食事で摂取する栄養素のバランスは、タンパク質が13～15％、脂質が20～25％、糖質が62～65％が理想的といわれるが、昔ながらの和食は、この栄養バランスにぴったりなのだ。

ところが、近年の日本では米離れが進んでいる。この半世紀で、国民1人あたりの米の消費量は、半分近くにまで減っている。欧米人が、ヘルシーな日本食を手本にするなか、当の日本では食の欧米化が進み、脂質やカロリーのとりすぎで生活習慣病に苦しむ人が増えるという、皮肉な現象が起きている。

いつ、なぜ「栄養」が〝学問〟になったのか？

古代エジプト時代、すでに栄養が人の健康に影響を及ぼすことが知られていた。

乱れた食生活や栄養のとりすぎが病気につながると、古代の人々はすでに気づいていたのだ。

そうした考え方にもとづいて、古代ギリシャの医師ヒポクラテスは、人々に質素な食事をすすめた。彼が活躍した紀元前400年ごろには、すでに〝粗食のすすめ〟がおこなわれていたというわけだ。

現代につながる科学的な栄養学の基礎が築かれたのは、近世に入ってからのこと。16世紀にルネサンスが本格化すると、ベサリウスが『人体の構造』という著書を発表し、生理学実験が盛んにおこなわれるようになった。

18世紀には、物質の燃焼は酸素による「酸化」が原因で、人間の呼吸も同じ仕組みであること、また消化や代謝の研究が進められた。

19世紀以降には、食品に含まれる「三大栄養素」のほか、ビタミン、ミネラルなど個々の栄養素が発見され、食品に含まれるカロリー（熱量）の計算法も明らかになった。

いっぽう、日本では、古くから漢方医学が根づいていたため、食に関する知識はもっぱら漢方の本草学《ほんぞう》に頼り、江戸時代、西洋医学が部分的に伝わってきてからも、本格的な研究がおこなわれることはなかった。

西洋の栄養学が本格的に取り入れられるようになったのは、1882（明治15）

年、政府が「日本人の栄養所要量」の調査をおこなってからのことだ。

栄養をとりすぎると、人の体はどうなる?

栄養のとりすぎ、つまり「過栄養」の状態がつづけば太ることはいわずもがな。では、栄養のとりすぎで肥満すると、人の体はどのような影響を受けるのだろうか?

太ったといっても、病気リスクのある「肥満」かどうかは見た目だけではわからない。そこでひとつの目安とされているのが、「BMI(Body Mass Index)」と呼ばれる数値だ。

BMIは、身長と体重の割合を示す体格指数で、体重(kg)を身長(m)の2乗で割った数値で導き出すことができる。たとえば、身長158cm、体重50kgの女性の場合、BMI=50÷(1・58×1・58)で、BMIは約20になる。日本では、BMI25以上が肥満と診断されるので、この女性は普通体重=正常というわけだ。

ただし、肥満=25以上という基準は日本独自のもの。BMIは国際的に認められている肥満・やせの基準だが、肥満の基準となる数値は国によって異なるのだ。

さて、肥満すると、体にはどのようなメリット・デメリットが生じるのだろうか?

まずメリットは、寒さに強くなり、飢餓《きが》に耐えやすくなること。昔は、凶作で飢餓状態に陥ったとき、太っていたほうが生き延びる可能性が高いので、太っていることが富の象徴とされた。

とはいえ、現代では、寒さに強い以外に、肥満のメリットはない。肥満すると、生活習慣病を招き、心筋梗塞や脳卒中など、命にかかわる病気を招くリスクが高まるだけのことだ。

とくに気をつけたいのが、中年以降の肥満である。アメリカの研究では、40歳のときに過体重（ＢＭＩ25～30）だと平均３年、肥満（ＢＭＩ30以上）の人は平均６～７年も寿命が短くなることがわかっている。

日本は世界一の長寿国だが、長生きするには、肥満しないように気をつけて、正しい食生活を送る必要があるのだ。

2章

いま注目の栄養素、【機能性成分】って？

タウリン、ポリフェノール、大豆イソフラボンなど、健康維持、病気予防の効果をもつ「機能性成分」。これらはなぜ体にいいのか？どんな食品に含まれているのでしょうか？

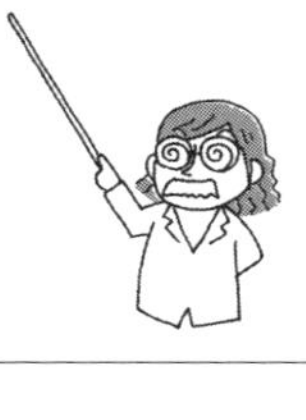

食物繊維は、本当に便秘に効くの?

食物繊維の利点として、よく知られているのは、便秘に効くことである。腸内環境を改善し、大腸がんの予防にも効果があるといわれている。

食物繊維は、イモ、野菜、豆類に多く含まれていることから、「野菜のスジ」のようなものと勘違いされがちだが、栄養学の定義では、「人の消化酵素では分解することのできない食品成分」のこと。かたくスジばった野菜でも、消化酵素で分解される部分は食物繊維ではないのだ。

食物繊維には、水に溶ける「水溶性食物繊維」と、水に溶けない「不溶性食物繊維」の2つのタイプがある。そのうち、不溶性はイモ、野菜、豆類などの野菜に多く含まれている。いっぽう水溶性は、さらに〝ドロドロしたタイプ〟と〝サラサラしたタイプ〟の2種類に分けられる。

ドロドロタイプは、ジャムを固める果物のペクチンや、コンニャクのマンナン、海藻のぬるぬる成分など。もういっぽうのサラサラタイプは、化学的に合成した食物繊維で、「食物繊維入り飲料」などに用いられている。

不溶性、水溶性のいずれにも、アプローチの方法は異なるが、ともに便秘解消の効果がある。まず、不溶性食物繊維は、食べ物のカサを増やすことで大腸を刺激して排便を促す。いっぽう、水溶性は、腸内細菌を分解し、そのときに生じる酸が腸壁を刺激することで排便を促してくれる。

また、水溶性のドロドロタイプには、コレステロール、脂肪、糖を包み込んで吸収を抑えたり、腸内にいる細菌のエサとなって善玉菌を増やす効果もある。

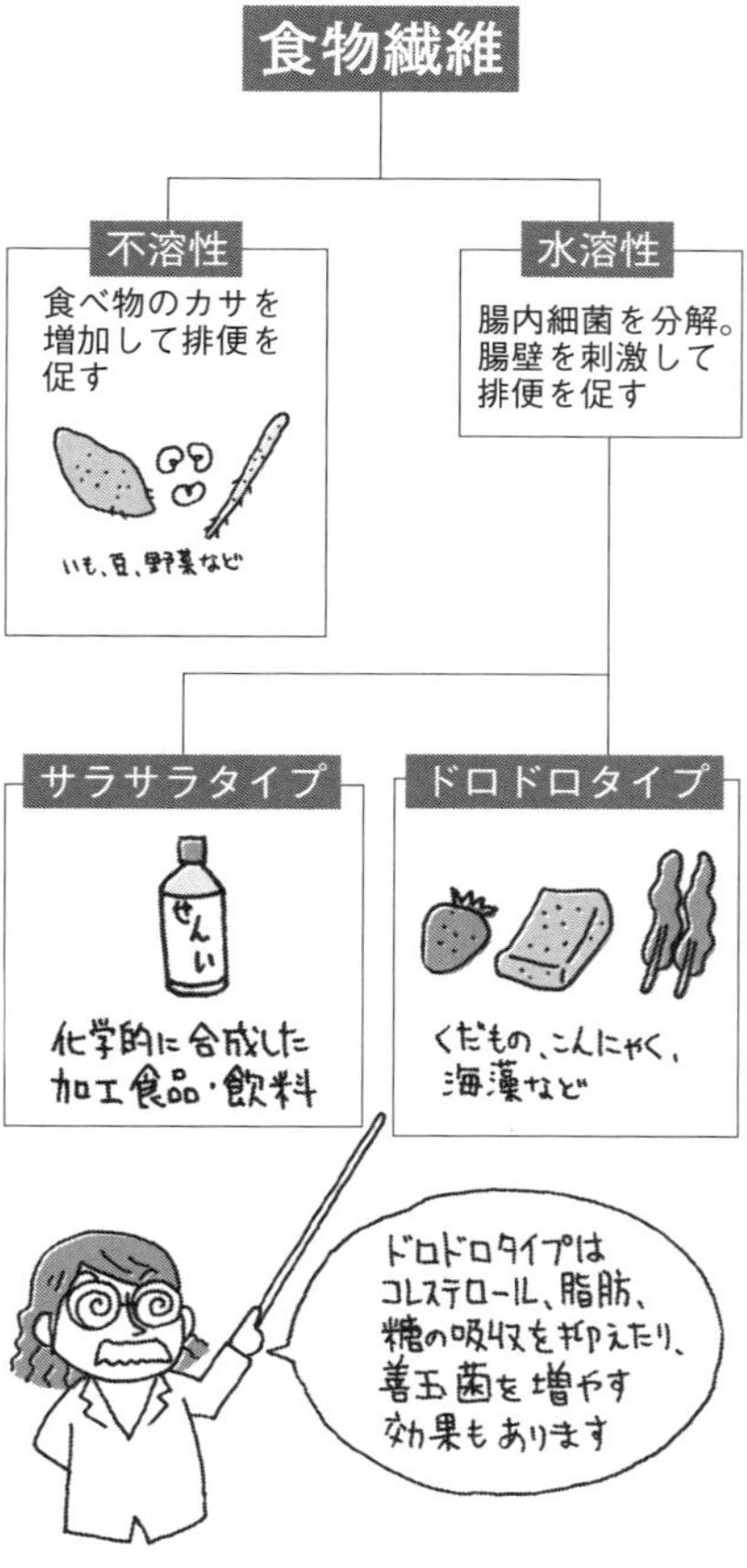

【食物繊維の分類と効果】

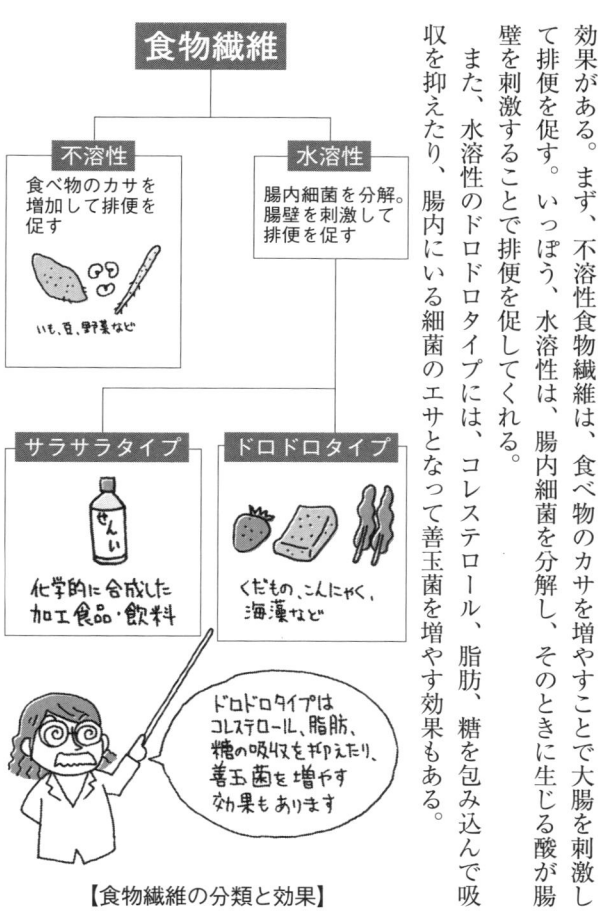

ポリフェノールの「抗酸化作用」とは?

バターや肉など、動物性脂肪たっぷりの食事をとっているにもかかわらず、フランス人には動脈硬化疾患が少ない。その理由は「赤ワインからポリフェノールを摂取しているから」という学説が発表され、一躍ポリフェノールは脚光を浴びることになった。

ポリフェノールは、植物が光合成でつくる糖分の一部が変化したもので、植物の色素や渋味成分のことだ。複数の水酸基(OH基)が結合した「ベンゼン環《かん》」という化学構造をもつのが特徴で、このOH基が有害な活性酸素をとらえ、無害な物質に変えてくれる。

ところで「活性酸素」とは何だろう? 近年、よく耳にする言葉だが、これは酸素がほんのちょっと変化した物質のこと。体内に酸素を取り込むと、その一部が活性酸素に変化する。免疫作用にかかわるが、過剰になると細胞を傷つけ、動脈硬化や老化を加速させてしまう。つまり、人間は、生きるために呼吸をするたび、活性酸素を生んでしまうのだ。避けられない宿命とはいえ、活性酸素はなるべく減らしたい。そこで効果を発揮するのが、ポリフェノールというわけだ。

ポリフェノールはほとんどの植物に含まれており、それ自体は珍しいものではないが、色や渋味が強くなるほど含有量が多くなる。赤ワインのポリフェノールが注目されてきたのは、濃い色素「アントシアニン」をたっぷり含んでいるからだ。

そのほか、チョコレートに含まれる「カカオマスポリフェノール」、緑茶の「カテキン」、大豆に含まれる「大豆イソフラボン」、ターメリックに含まれる「クルクミン」、ショウガの「ショウガオール」なども、ポリフェノールの一種だ。

ポリフェノールの多くは、食べると30分ほどで作用があらわれ、2~3時間で効果が消えてしまう。少しずつでも毎食とることが、ポリフェノール効果を発揮させるコツだ。

クエン酸で、肉体疲労がやわらぐのは?

レモンやオレンジ、ユズ、カボスなどの柑橘《かんきつ》類にたっぷり含まれている「クエン酸」。大きめのレモン1個には、4~5gのクエン酸が含まれ、梅干しなら8個分に相当する量だ。

想像するだけで唾液があふれてきそうな話だが、酸っぱいものが苦手な人でも、肉体疲労をやわらげるために、レモンや梅干しを食べたことがあるだろう。事実、スポーツ時にクエン酸をとった人、とらなかった人を比較した実験では、クエン酸をとった人は、疲労物質の乳酸値が低かったことがわかっている。

クエン酸で疲労がやわらぐのは、人の体に「クエン酸サイクル」という仕組みがあるからだ。人がエネルギーを得るさいは、まず、食べ物の糖質（炭水化物）が分解されて糖となり、アセチルCoAに変化し、ほかの物質と結合してクエン酸となる。

クエン酸は、変化しながらエネルギーを放出し、アセチルCoAと結びついて、ふたたびクエン酸に戻る。これがエネルギーを生みだす「クエン酸サイクル」だ。

スポーツなどで筋肉を動かしつづけると、糖の一部が乳酸となり、疲れてくると乳酸がどんどん増えていく。そのときにクエン酸をとると、クエン酸サイクルによって乳酸が減り、疲労を緩和《かんわ》してくれるというわけだ。

意外なところでは、クエン酸は骨粗しょう症の予防にも役立つことをご存じだろうか。骨の材料となるカルシウムは、吸収されにくい栄養素だが、カルシウムとクエン酸は結合しやすいので、いっしょにとると吸収率を高めることができる。

カルシウムは、サクラエビ、小魚、乳製品、葉物に多く含まれているが、焼き魚や小松菜のおひたしにカボスやレモンを添えるのは、理にかなった組み合わせというわけである。

カフェインが体に入ると、なぜ眠気が覚める？

朝、目覚めの一杯や、残業や会議のブレイクタイムに欠かせないのが、コーヒーや紅茶などのカフェイン飲料。飲むだけで眠気が覚めるカフェインは、体にどのように作用しているのだろうか？

そのカギを握るのは、脳の中で働いている「アデノシン」という睡眠物質。アデノシンは、人の体を動かすエネルギー「ATP」の原料となるほか、情報伝達物質として働いている。神経や心筋などの細胞を興奮しにくくしたり、脳の活動を抑えるため、アデノシンが脳にたまってくると、眠気が強まってくる。

カフェインは、このアデノシンの作用を抑制することで覚醒《かくせい》作用を促し、疲労感をとりのぞいたり、集中力を高めてくれるのである。

では、いつ、どのように飲むと効果があるのだろうか。退屈な会議に備えて、眠気を吹きとばしたければ、会議がはじまる前にホットコーヒーを一杯飲んでおくといい。

この場合、アイスコーヒーはＮＧだ。冷たいものを飲むと、小腸の粘膜が収縮するため、カフェインの吸収スピードがゆるやかになり、即効性を期待できなくなるのだ。ホットコーヒーなら、摂取後30分〜1時間でカフェインの血中濃度が最大になるのだが、アイスコーヒーでは1〜2時間かかってようやく最大値に達するくらいのゆるやかさだ。

また、カフェイン飲料というと、コーヒーのイメージが強いだろうが、緑茶のほうがカフェインをより多く含んでいることも知っておくといい。緑茶のカフェイン含有量は3〜4％、次に多いのが紅茶の2〜3％で、コーヒーは1％程度だ。

ただし、とりすぎには要注意。コーヒーでカフェインをとりすぎると、骨そしょう症を招くという報告もある。コーヒーなら1日2杯が健康的にカフェイン効果を活用するコツだ。

乳酸菌は、腸の中でどんな働きをしている？

私たちのお腹の健康を守ってくれる「乳酸菌」や「ビフィズス菌」。名前はもちろんご存じだろうが、この2つが別々の菌だと思っている人はいないだろうか？

まず確認しておきたいのは、「乳酸菌」は糖を分解して「乳酸」をつくる働きをする菌類の総称で、特定の細菌をさす言葉ではない。ヨーグルトをつくる菌、キムチやぬか漬けを発酵させる菌など、乳酸菌には200以上の種類があって、ビフィズス菌も乳酸菌の一種なのである。

人の腸内には、100兆個もの腸内細菌が存在し、善玉菌が胃や腸など消化器の働きを助けている。しかし、なかには有害物質をつくる悪玉菌や、体調によって悪さをする日和見《ひよりみ》菌があり、悪玉菌がはびこると、肌あれや便秘、肥満などの不調を引き起こす。

逆に、善玉の乳酸菌が増えると、腸のぜん動運動が盛んになり、消化吸収や便通が改善する。また、免疫力を高める働きもあり、花粉症などのアレルギー症状をやわらげる効果も期待できる。

さまざまな乳酸菌のなかでも、とくに腸内環境にとって大切なのが、ビフィズス菌だ。

ビフィズス菌は、乳酸に加え、殺菌力をもつ「酢酸《さくさん》」をつくりだすのが特徴で、消化管の奥、大腸を中心に存在している。

人間も、生まれたての赤ちゃんのときは、腸内細菌の90%以上をビフィズス菌が占めている。だが、この善玉にあふれた状態は、残念ながら維持されない。加齢とともにビフィズス菌は減りつづけ、成人になると15%、高齢者では1ケタ台にまで落ち込んでしまう。

乳酸菌

●糖を分解して乳酸をつくる
●消化吸収・便通の改善
●免疫力の向上

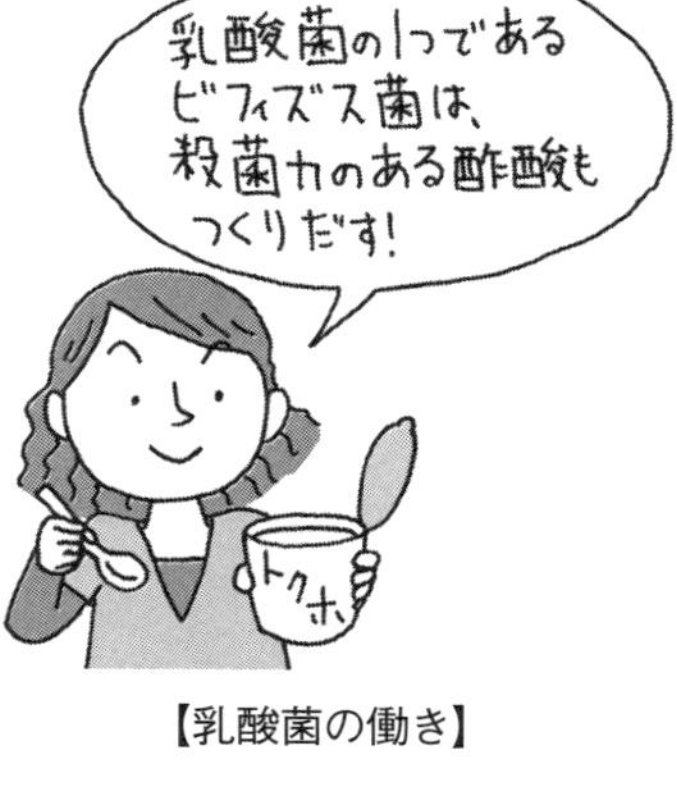
乳酸菌の1つである
ビフィズス菌は、
殺菌力のある酢酸も
つくりだす!
トクホ

【乳酸菌の働き】

増やすためには、ビフィズス菌が生きたまま、腸に到達して繁殖する「プロバイオティクス食品」を活用するといい。トクホ（特定保健用食品）に指定されているヨーグルトなどは、臨床試験で効果のほどが確認済みだ。

大豆イソフラボンは、なぜ女性に必須なの？

更年期障害、乳がん予防、骨粗しょう症予防など、女性特有の悩みに効果を発揮するといわれるのが、大豆に含まれる「イソフラボン」である。ポリフェノールのひとつで、女性ホルモンの「エストロゲン」と似た働きをすることから、植物性エストロゲンとも呼ばれている。

大豆イソフラボンに注目が集まったのは、アメリカの実験で、大豆の摂取量が高い女性は、低い女性とくらべて、乳がんのリスクが低いと発表されてからのことだ。

ほかにも、男性の前立腺がんの予防や、更年期の女性に起こるイライラ、のぼせなど不定愁訴《しゅうそ》の改善、血液をサラサラにする効果、コレステロールを減らす効果などがあるといわれている。

しかし、サプリメントなどでたくさんとるのは、おすすめできない。というのは、大豆イソフラボンをとりすぎると、ホルモンバランスの乱れや子宮内膜増殖症などのリスクが高まることが報告されているからだ。現在は、摂取量の目安に上限が設定されている。

食品安全委員会が定めた基準では、1日あたりの大豆イソフラボンの摂取量の上限は、70〜75㎎。このうち、サプリメントや特定保健用食品などで摂取する量は1日あたり30㎎までが望ましいとしている。

そもそも、日本人は欧米人と違って大豆をよく食べるので、それに加えてサプリメントから摂取すると、過剰摂取になりやすいのだ。

日本女性が、世界と比較して乳がんの発症率が少ないのは、大豆の摂取量と関係があるといわれるが、毎日の食事で、味噌汁、納豆、豆腐から摂取しておけば、それで十分というわけだ。

タウリンは、疲れた体にどう働く?

薬局で売っている栄養ドリンクには、「タウリン1000㎎配合!」などと、その含有量の多さを売りにしたキャッチコピーが躍っているもの。そのタウリンには、どのような働きがあるのだろうか?

タウリンは、硫黄《いおう》を含むアミノ酸の一種で、人の体内では、心臓や筋肉、骨髄《こつずい》、脳、脾臓《ひぞう》、肺に多く存在している。体内には体重の0・1%ほどのタウリンがあるといわれるから、体重50kgの人では、50gのタウリンをもっていることになる。

食品のなかでタウリンが豊富なのは、アサリ、サザエ、タコ、イカ、マグロやサバ(血合い)などの魚介類。タウリンには血圧を正常値に保ち、コレステロールを調整する効果があるので、魚介類を多く食べる地域では、高血圧や血管障害の発症率が低いことが知られている。

また、タウリンは肝臓に欠かせない成分でもある。肝臓の働きのひとつに、解毒作用があるが、タウリンはその効果を高めるのだ。

タウリンは体内で合成できる非必須アミノ酸なので、極端に欠乏する心配はない。では、どのようなときに積極的にとればいいのだろう？

まずひとつは、酒を飲みすぎたときだ。酒を飲みすぎると、タウリンが体に作用する力が弱ってしまうのである。

もうひとつは、肉体疲労時。タウリンには、疲労物質の乳酸が体にたまるのを防ぐ働きがある。疲れたけれど休めない。そんなときこそ、タウリン配合の栄養ドリンクがおすすめだ。

オレイン酸の入った油は、体にどういい？

南イタリアやスペイン、ギリシャなど、地中海の沿岸地方では、いろいろな料理にオリーブ油を使うので、高脂肪食と思われがちだが、ほかのヨーロッパ地方とくらべると、地中海沿岸地方は心疾患死亡率が低いことがわかっている。その原因は、不《ふ》飽《ほう》和《わ》脂肪酸の「オレイン酸」をたっぷり含むオリーブ油を日常的に使っているからだといわれている。

オリーブ油には、悪玉コレステロールを減らし、心疾患や高血圧、動脈硬化を予防するオレイン酸が70％以上も含まれているのだ。

とはいえ、ふだんからヘルシーな和食を食べている人が、地中海沿岸の人たちをまねて、オリーブ油をたくさん食べる必要はない。オリーブ油は酸化しにくく、油のなかでは優良な食材ではあるのだが、そうはいっても油は油。風味づけにやたらかけていると、高カロリーになり、メタボまっしぐらだ。

栄養学的にみると、オレイン酸などの不飽和脂肪酸は、炭素の結合の形態によって「一価不飽和脂肪酸」と「多価不和脂肪酸」の2つに分けられる。オレイン酸は一価不飽和脂肪酸のひとつだが、これは体内でつくりだすことのできる栄養素。無理にたくさん食べなくても、自然にまかなうことができるのだ。

健康維持によいといわれるバランスは、動物性脂肪に多い飽和脂肪酸、オレイン酸などの一価不飽和脂肪酸、リノール酸などの多価不飽和脂肪酸の割合が、3対4対3になるのが理想的とされる。

また、オレイン酸は、ヒマワリ油、菜種油、落花生油、米ぬか油などにもたっぷり含まれているので、オリーブ油にこだわる必要はない。

リノール酸は〝肉食系〟の強い味方？

リノール酸は、ヒマワリ油、綿実油《めんじつゆ》、コーン油などに多く含まれている多価不飽和脂肪酸。この酸には、コレステロール値や、中性脂肪値を下げる作用があり、高血圧をはじめ、生活習慣病への予防効果が認められている。

リノール酸をとくにおすすめしたいのは、動物性脂肪など、飽和脂肪酸をよくとる「肉食系」の人。リノール酸は体内では合成できないので、肉などの脂肪を控え、リノール酸を含む食事に切り替えたほうがいい。

いっぽう、「草食系」の人にとっては、リノール酸のとりすぎは逆効果に働くこともある。リノール酸には、〝総コレステロール値を下げる〟作用があるからだ。

オリーブ油に多く含まれるオレイン酸には悪玉コレステロールを減少させる効果があるが、リノール酸の場合、とりすぎると悪玉ばかりでなく、善玉まで減少させてしまう。すると、動脈硬化や心疾患を引き起こしやすくなるのだ。

DHAで、本当に頭はよくなる？

サプリメントでおなじみのDHAは、正式にはドコサヘキサエン酸といって、マグロやウナギ、イワシなど、魚に多く含まれている多価不飽和脂肪酸だ。

「食べると頭がよくなる」とか「脳の栄養素」などといわれ、最近では、乳幼児の脳の発育に欠かせない栄養として、ＤＨＡを添加《てんか》した粉ミルクも販売されている。じっさい、ＤＨＡが不足すると、記憶力や学習能力が低下することは、さまざまな研究から明らかになっている。

人の脳内では、神経細胞によって情報伝達がおこなわれているが、ＤＨＡはそれらの神経細胞に多く含まれている物質。したがって、ＤＨＡが不足すると、情報伝達がうまくいかなくなり、乳幼児の場合は脳の発育に悪影響を及ぼす。高齢者の場合には、認知症の原因になることがある。

脳以外でも、ＤＨＡはさまざまな働きをしている。悪玉コレステロールや中性脂肪を減少させ、血液をサラサラにする作用、高血圧や動脈硬化、脳卒中などの予防効果、脂肪を燃やす酵素・燃焼リパーゼの働きを高め、脂肪燃焼を促進する効果などだ。

さらにＤＨＡには、視神経の細胞を活性化させて、網膜や視神経の神経伝達をよくする働きもあるので、目にもいいし、アトピー性皮膚炎への効果も期待されている。

IPAは、DHAと何がちがう?

IPA（旧表記はEPA）は、正式にはイコサペンタエン酸（エイコサペンタエン酸）といって、青魚に多く含まれている。DHAと同様、多価不飽和脂肪酸の一種で、動脈硬化、心筋梗塞、脳卒中、高血圧などの生活習慣病の予防に効果がある。

IPAは、血液の粘度を低下させ、血液を固まりにくくする働きがある。この血液サラサラ作用で、血栓《けっせん》病の予防にも効果を発揮するほか、アレルギー症状の予防や改善、慢性関節炎などの炎症性の症状にもよい効果をもたらす。

IPAはDHAと同じように、魚に多

DHA	IPA
・脳の神経細胞の活性化	・血液をサラサラに
・悪玉コレステロールの減少	・アレルギー症状の予防と改善
・脂肪燃焼を促進	・炎症性症状の緩和
	・血栓病の予防

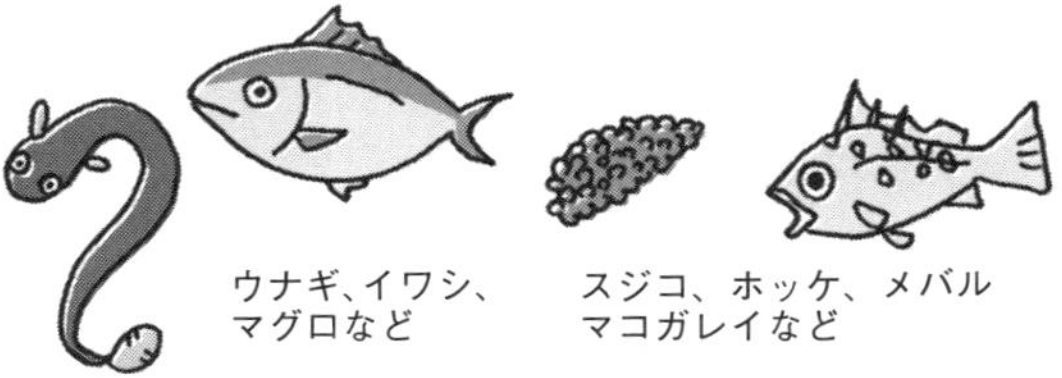

ウナギ、イワシ、マグロなど

スジコ、ホッケ、メバル
マコガレイなど

【青魚に多い油】

く含まれることから、「ふたつはセット」とか「似たような栄養素」として扱われているが、その健康効果には微妙な違いがある。

まず、悪玉コレステロールの減少という点では、ＤＨＡのほうが効果が高く、血液サラサラ効果ではＩＰＡのほうが上。また、「脳の栄養素」と呼ばれるＤＨＡは、脳の神経細胞に欠かせない作用がある。いっぽうＩＰＡは、うつ病や認知症に効果的で、そうした患者にＩＰＡを投与している医療機関は多い。

ＤＨＡを多く含む食材は、ウナギ、イワシ、マグロなど。いっぽうのＩＰＡは、スジコ、ホッケ、メバル、マコガレイなどに多く含まれている。

ちなみに、牛肉、豚肉、バターなどの動物性脂肪は、常温では固まっている。いっぽう、ＤＨＡやＩＰＡのように魚に多く含まれる脂肪は、常温では液体だ。魚の脂肪が〝液体〟なのは、冷たい水の中でも、体の脂が凝固しないようになっているためだ。

大豆サポニンは、なぜメタボ中年におすすめ？

大豆サポニンは、大豆の渋味や苦味の主成分で、大豆の胚軸《はいじく》に多く含まれている栄養素。大豆を煮ると、ぶくぶくと泡立ってくるが、それがサポニンの働きで、そこから「サポ（石けん）」という言葉が名についたとか。

大豆サポニンには、体内脂質の代謝をよくしたり、腸内環境を整える働きがあり、便秘の解消、肌あれ予防、ダイエットのサポートなどに効果を発揮する。

ダイエット、美肌づくり、便通改善など、大豆サポニンは、女性にもってこいの栄養素といえそうだが、じつはメタボが気になる中高年の男性にもおすすめだ。

動脈硬化や高血圧の患者に、大豆サポニンを投与したところ、コレステロール値や中性脂肪値が改善したというデータもある。

さらに、肝臓の負担を軽くしたり、傷ついた肝細胞の再生を促して、肝機能を改善する効果があることもわかっている。

仕事のストレスを酒で発散するタイプは、会社帰りの一杯で、日頃から肝臓に負担をかけがち。むろん、肝臓のためにも、メタボ予防のためにも、外食や飲酒を控えるのが一番だが、そうもいかないサラリーマンは、「1日1品は大豆製品」を目安にするといい。

大豆サポニンは、豆腐、高野豆腐、油揚げなど、大豆加工製品にも多く含まれている。

キチン・キトサンの、デトックス効果とは?

キチン・キトサンは、カニやエビなどの甲殻類《こうかくるい》の甲羅《こうら》や殻《から》に含まれている多糖類の一種。食品に添加するものは、甲羅や殻からタンパク質を除いて精製されるもので、キチン20%、キトサン80%の割合で構成されている。

キチン・キトサンが添加《てんか》された食品には、厚生労働省からトクホ、つまり特定保健用食品と認可されているものもあり、健康効果は立証済み。とはいえ、ビタミンCやカルシウムなど、メジャーな健康成分にくらべると、認知度はいまひとつのようだ。どのような健康効果があるのだろうか?

まずひとつは、食品添加物や環境汚染物質など、人体に毒となる物質を体の外へ排出させるデトックス効果だ。ガンコな宿便《しゆくべん》、余ったコレステロール、塩分の排出も促すため、生活習慣病の予防にも役立つ。

もうひとつの働きは、免疫力や自然治癒力の向上だ。キチン・キトサンには、生体リズムを調整して、全身の状態を整える作用があり、不眠症にも効果的。神経痛、リウマチ、肩こり、アレルギー性疾患にも効果が期待されている。

キチン・キトサンを食事から効果的にとるには、カニ・エビを殻ごと食べるとよい。サワガニ、カワエビなどを油でカラッと揚げれば、栄養素を丸ごと吸収できる。チーズやきのこ類にも含まれているので、料理のつけあわせやトッピングにうまく利用したい。

キチン・キトサンを豊富に含むカニの殻の粉は、古くは漢方薬として、腫《は》れ物・でき物の治療に用いられていた。その効果が見直され、最近では人工皮膚の原料として、美容の分野でも注目を集めている。

ベータグルカンの、がん抑制効果とは?

ベータグルカンの前に、まずは「グルカン」の意味を確認しておこう。グルカンとは、ブドウ糖が多数結合した多糖体の総称。多糖体は、ブドウ糖などの糖分子がいくつもつながって巨大分子化したものをいう。

次に、ベータグルカンの「β（ベータ）」。そう、βというからにはα（アルファ）もあって、構造の違いから「アルファグルカン」「ベータグルカン」に分けられている。アルファグルカンの代表選手はデンプン。体内に糖を貯蔵するさいに合成されるグリコーゲンもアルファグルカンの一種だ。

いっぽう、ベータグルカンの代表格はセルロース。植物の構成成分のうち、3分の1はセルロースが占めている。セルロースは植物繊維の一種で、それを取り出して利用したものが紙だ。むろん、紙の原料であるセルロースを食べても、何の健康効果もない。

じつはベータグルカンにも、β1，4グルカン、β1，6グルカン、β1，3グルカンなどいくつかのタイプがあるのだ。抗がん（抗腫瘍）効果や、免疫力アップに効果があるのはβ1，3グルカンと呼ばれるもので、食品ではきのこ類にとくに多く含まれている。過去、「これを食べればがんが治る！」とセンセーショナルな触れ込みで爆発的ブームとなったアガリスクにも多く含まれている。

きのこに豊富なベータグルカンは、長く体内にとどまることでマクロファージ、T細胞、NK細胞に働きかけ、免疫力を高めることで、抗がん効果や抗腫瘍効果を発揮する。

ベータグルカンは食物繊維で、人の酵素では分解できない。体内では、酸素によって自然に分解されるが、ひじょうにゆっくりと分解されるため、成分が長く体内にとどまって健康効果をもたらすというわけだ。

なお、ベータグルカンは、きのこのほか、パン酵母にも豊富に含まれ、それから抽出されたものがサプリメントに利用されている。

3章

効率よく栄養をとる、体にいい【調理法】とは？

調理の仕方によって、栄養成分はずいぶん違ってくるから不思議です。生のまま、炒める、煮る、細かく刻む……。食べものの栄養を逃がさず、さらに高めてくれる調理法とは？

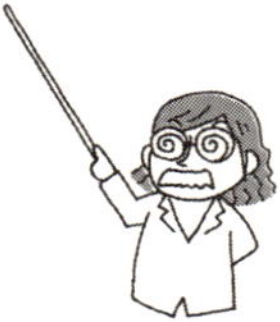

食材を「焼く」と、栄養成分はどうなる？

Roast, Bake, Toast, Grill, Broil――これらはすべて「焼く」調理法のバリエーション。肉食中心の欧米では、さまざまな焼き方が発達してきたので、「焼く」という意味の単語も多数必要になったというわけだ。

ただし、どの焼き方にも共通しているのは、水で茹《ゆ》でたり油で揚げたりするのではなく、食材に直接熱を当てること。そういう意味では、直火で炙《あぶ》ろうが、フライパンで焼こうが、同じことだ。

食材を焼くときには、２００℃以上の熱を使う。これは、煮る（約１００℃）、蒸す（約１５０℃）、揚げる（約１８０℃）など、ほかの調理法にくらべて、格段に高い。ちなみに、焼いた食材の内部の温度は、90～１１０℃。つまり、表面と内部の温度差が大きくなり、その点が、味の面でも栄養の面でも「焼く」という調理法の難しさ、奥深さにつながっている。ただフライパンにのせればいい、というわけではないのだ。

食材を焼くと、表面に焦げ色がつく。これは、アミノ酸とブドウ糖などのカルボニル化合物が反応して起きるメイラード反応という現象だ。その結果、メラノイジンという物質が生成され、表面から肉汁とともに栄養が流れ出すことを防いでいる。

いっぽう、内部はどうだろう。「焼く」調理では、水を使用しないため、ビタミンやミネラルが流れ出しにくい。〝火入れ〟の具合をうまく加減すれば、中の温度をさほど上げずに、熱に弱いビタミンB_1、ビタミンB_2、ビタミンCなどの損失を最小に抑えることもできる。

肉を焼くときは、あらかじめフライパンや焼き網を温めておき、表面はこんがり、中はジューシー、それが味の面でも栄養の面でも理想の状態だ。

刺身、焼き魚、煮魚…栄養が一番とれるのは？

肉食よりも魚食のほうが、生活習慣病の予防には適している。魚に含まれるイコサペンタエン酸（IPA）、ドコサヘキサエン酸（DHA）などの不飽和《ふほうわ》脂肪酸には、コレステロールを抑える働きがあるからだ。

また、魚は比較的低カロリーで、良質のタンパク質を含んでいる。〝良質〟というのは、必須アミノ酸をバランスよく含んでいるという意味で、とくに植物性食品だけでは不足しがちなリジンを豊富に含んでいる。しかも、肉のタンパク質よりも消化・吸収されやすいという長所もある。

魚の食べ方には、刺身、焼き魚、煮魚などがあるが、熱を加えて調理すると肉汁や脂肪が流れ出してしまい、そのなかには、アミノ酸やビタミン、さらに重要なIPAやDHAも含まれている。つまり、栄養素の流出がもっとも少ないのは、刺身ということになる。

とはいっても、加熱によって損なわれる栄養素はせいぜい2割程度。あまり、気にする必要もないという見方もある。

また、焼き魚にはレモンやポン酢、煮魚には少量の酢を加えて食べるのがおすすめ。さっぱりとして食べやすくなるうえ、カルシウム、鉄、亜鉛などのミネラルの吸収率がよくなるので、栄養価的にもおすすめだ。

生、炒める、煮る…野菜はどう食べるのがいい？

野菜には、多くの種類のビタミンが含まれているが、ビタミンは種類によって性質が異なるので、どんな方法で食べると効率よくビタミンをとることができるかは、野菜ごとに違ってくる。

たとえば、ビタミンCは水溶性で熱に弱いので、熱を加えずサラダにすれば、もっとも効率よく摂取できる。また、ビタミンB類は、熱には強いが水溶性なので、茹でるときは、短時間で調理するほど、損失が少なくてすむ。

シイタケなどのきのこ類に含まれるビタミンDは脂溶性なので、油といっしょにとると吸収されやすい。しかし熱に弱いので、油でサッと炒《いた》めると効果的だ。

ニンジンなどに含まれるカロテンも脂溶性なので、油で炒めたり、生なら油の入ったドレッシングで和《あ》えると、吸収がよくなるといわれている。

ただし、近年の研究によって、油で炒めるよりも低温で調理できる煮物のほうが、カロテンを効率的に摂取できることがわかってきた。

また、栄養素には相性がある。いっしょに食べると効率がいいという組み合わ

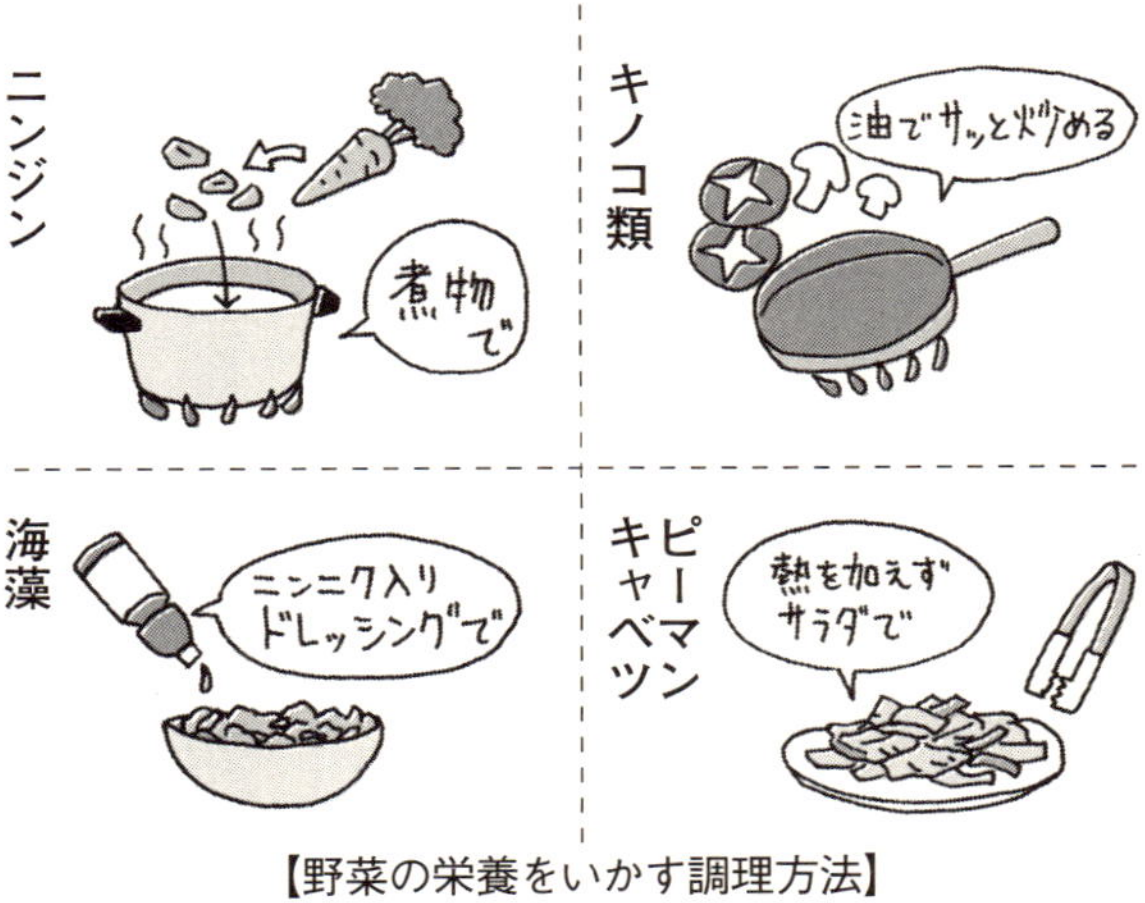
キノコ類
油でサッと炒める
ニンジン
煮物で
ピーマン キャベツ
熱を加えずサラダで
海藻
ニンニク入りドレッシングで
【野菜の栄養をいかす調理方法】

せがあるのだ。

たとえば、グリーンピースや海藻などに含まれるビタミンB_1は、アリシンという成分と結合すると、アリチアミンという脂溶性の成分に変わり、吸収されやすくなる。アリシンはニンニクをすりおろしたときに生成されるので、海藻サラダにはニンニク入りのドレッシングがおすすめとなる。

「ぬか漬け」は、なぜ現代人におすすめか？

昔はどこの家にもぬか床があったものだが、最近ではほとんどみかけなくなった。このことと、現代人が「疲れやすい」こととは、関係があるのかもしれない。

ぬか漬けにした野菜は、生野菜以上にビタミンB_1を豊富に含んでいる。米ぬかの塩分によって水分が吸い出され、細胞に隙間ができたところに、米ぬかに含まれるビタミンB_1などの成分が吸収されるためだ。

キュウリやダイコン、カブなどは、生の状態ではほとんどビタミンB_1を含んでいないが、ぬか漬けにすると2〜10倍に増える。長い時間漬け込んだものほど、ビタミン成分はよくしみ込んでいる。

では、ビタミンB_1にはどんな働きがあるのだろうか？　脚気《かっけ》を予防するという効用はよく知られているが、現代では「脚気」といわれてもピンとこない人も多いだろう。しかし、脚気は最悪の場合、死に至ることもある重大な病気だ。また、ビタミンB_1には体の疲れをとる働きがあり、腰痛、肩こり、神経痛、眼精疲労などの症状も緩和《かんわ》してくれる。

ほかにも、ぬか漬けには、腸内環境を整える乳酸菌や食物繊維が多く含まれているし、もともと野菜に含まれているビタミンCを、ほとんど損なわずにとることもできる。

朝晩のご飯をちゃんと食べ、ぬか漬けで締めくくる。「最近、疲れやすくなったな」と感じる人には、おすすめの食習慣だ。

ゴーヤを塩もみしないほうがいいのは?

かつては、沖縄〝ローカル〟の食材だったゴーヤだが、健康にいいということで、近年は全国的な人気食材となっている。しかし、別名「ニガウリ」ともいわれ、この野菜の苦味が苦手という人も多いことだろう。

そこで、「調理する前に塩もみすれば、苦味をやわらげることができる」と料理番組や雑誌記事では紹介されるのだが、栄養面を考えると、塩もみは避けたほうがよい。塩もみすると、ビタミンCが2割も減ってしまうからだ。

「ゴーヤが夏バテや疲労によい」といわれるのは、ビタミンCの豊富さゆえ。じつにキュウリの約5倍も含んでいる。しかもカロテンも豊富で、このカロテンがビタミンCの働きを活発にする。まさに、夏を乗り切るのにふさわしい食材なのだ。

では、沖縄の人はどうやってゴーヤを食べているのだろうか？ もちろん、塩もみなどせず、ゴーヤといえばチャンプルーである。あらかじめ熱しておいた鍋でサッと炒めて皿に盛る。栄養補給という意味では、理にかなった食べ方だ。

沖縄の人は、あの苦味を気にしないどころか、むしろ苦くなければおいしくないという。じつは、あの苦味には、カツオブシのうま味を強く感じさせる働きがある。苦味を抑えず、うま味をプラスして食べる、それが沖縄流だ。

トマトのリコピンを、効率よくとる調理法とは？

トマトは〝フルーツ並み〟に人気がある野菜。さまざまな種類のトマトだけを集めた専門店もあるくらいだ。

トマト人気の理由のひとつは、あの赤い色だろう。彩《いろど》りにもサラダに欠かせないし、ソースにしても食欲をそそる。そのトマトの色は、リコピンという成分によるものだ。リコピンは、ニンジンなどに含まれるカロテンの仲間で、カロテンの2倍の抗酸化作用をもっている。抗酸化作用とは、生活習慣病の原因となる活性酸素を消去する働きのことだ。

リコピンは、活性酸素と結合しやすく、活性酸素が細胞を攻撃する前に結合してしまうので、細胞への攻撃を防いでくれる。つまり、リコピンは身をていして細胞をまもってくれるのだ。

このリコピンを効果的にとるためには、どんな食べ方がよいのだろうか。トマト好きの人は、生のままがいちばんおいしいというが、リコピン摂取に関しては、これはおすすめできない。

リコピンは、油に溶けやすく熱に強いので、生よりも炒めたほうが、吸収率がよくなる。イタリア料理の定番トマトソースのように、オリーブオイルで炒めて、じっくり煮詰めれば、リコピンもそれだけ凝縮され、摂取しやすくなる。

ニンジンのカロテンを、効率よくとる調理法は？

ニンジンといえば、カロテン。カロテンは油と相性がよく、だから「油を使って調理すれば吸収がよくなる」というのは、知っている人も多いだろう。しかし、そこには大きな誤解が潜んでいる。

たしかに、カロテンは油と相性がいい。油に溶けることで吸収率が高まるからだ。そこで、生で食べるよりも、きんぴらのように油で加熱して食べるほうがよいとされてきたのだ。

しかし近年の研究では、油で炒めると、さほど吸収率が高くなっていないことがわかってきた。それは、１８０℃以上になると、カロテンが分解してしまうためだ。それよりも「煮る」ほうが、カロテンの吸収率が高くなるというデータが登場している。煮ると、ニンジンの細胞にもともと含まれている脂質がカロテンと結びついて、吸収しやすくなるという。

味の面でも栄養の面でももっともよい調理法は、皮をむかずに丸ごと茹でることだ。皮のすぐ下には、カロテンが豊富に含まれている。温度を70～80℃に保ちながらゆっくり火を通せば、味も栄養ももっとも効率的に引き出すことができる。

ニラの、スタミナ効果を高める切り方は？

夏バテ防止のスタミナランチといえば、レバニラ炒めが定番だろう。ビタミンB_1が豊富な豚レバーと、ニラの組み合わせには、いかにもスタミナがつきそうなイメージがある。

「ニラのスタミナ源はアリシンという物質」と説明されることが多いが、厳密にいうと、これは間違いだ。含まれるのは、アリシンではなく、アリイン。これはニンニクにも含まれる物質で、強力な酸化防止作用がある。ニラを切ると、アリインと酵素が反応して、アリシンに変化する。

そのアリインは、ニラの根元のほうに多く含まれ、その量は葉先の約4倍にもなる。だからニラを調理するときは、根元の切り落としを数ミリにとどめ、白い部分をなるべく多く使ったほうがいい。また、細かく刻むほど、アリシンができやすい。

ところで、アリシンがなぜ疲労回復によいのかといえば、ビタミンB_1の吸収を助けるからだ。ビタミンB_1は、単独で摂取しても大半が汗や尿などとともに体外に出てしまう。ところが、アリシンと結合してアリチアミンとなると、吸収率がぐっとよくなるのだ。

ニラは根元を細かく刻んで、ビタミン

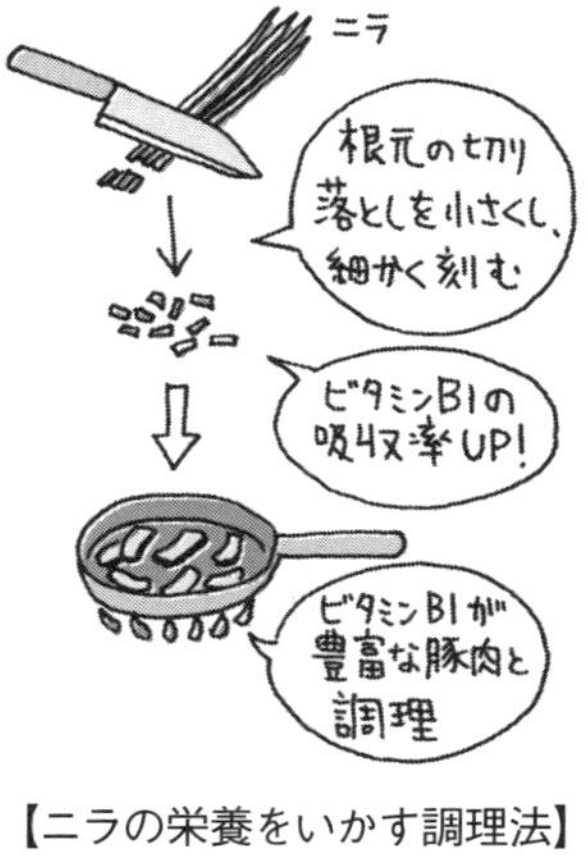
ニラ
根元の切り落としを小さくし、細かく刻む
ビタミンB1の吸収率UP!
ビタミンB1が豊富な豚肉と調理

【ニラの栄養をいかす調理法】

B_1豊富な豚肉といっしょに調理すると、これが、疲労回復に効く。

生のニンジンは、ビタミンCを破壊する?

ビストロ風の洋食店などにいくと、ニンジンの千切りをドレッシングで和えたものが、サラダに添えられていることがある。それは、キャロット・ラペといって、フランスでは定番のお総菜。カロテンたっぷりのニンジンを毎日食べたい、という人には最適の一品だ。

ただ、「生のニンジンをほかの野菜といっしょにとると、ビタミンCが破壊される」という話を聞いたことはないだろうか。たしかに、ニンジンにはアスコルビン酸酸化酵素が含まれている。このアスコルビン酸はビタミンCのことなので、生のニンジンはビタミンCを酸化してしまう。

しかし、「酸化する」と「壊す」のは別のこと。還元《かんげん》型のビタミンC（L－アスコルビン酸）が酸化型ビタミンC（デヒドロアスコルビン酸）に変化しても、なんの問題もない。酸化型ビタミンCも、状況に応じてすぐに還元型に戻り、体内ではほとんど還元型として存在していることがわかっている。

つまり、酸化してもしなくても、ビタミンCはビタミンC。その総量が変わらなければ、同じことなのだ。

それでも「〝酸化〟はやっぱりイヤ」という人のために、ひとこと。アスコルビン酸酸化酵素は酸に弱い。ビネガーの入ったドレッシングで和えれば、大丈夫。

シイタケは、干したほうが栄養が増えるのは？

独特の食感があってうま味の強いきのこ類は、洋食和食を問わず、料理にコクをプラスするためによく使われる。たとえば和食では、干しシイタケのもどし汁が出《だ》汁《し》として使われている。

ところで、シイタケには、生のものと干したものがあるが、栄養面ではなにか違いがあるのだろうか？

シイタケは、日に当てて干すことで成分が変化する。生シイタケに含まれるレンチオニン酸が、レンチオニンという物質に変化し、その物質が干しシイタケ独特の香りをつくりだす。また、干すとうま味成分であるグアニル酸も増加する。つまり、シイタケは干すことによって、香りもうま味もずっと高まるのだ。

栄養面では、シイタケの中のエルゴステロールという成分が、紫外線が当たることによってビタミンDに変化、この物質には骨を丈夫にする働きがある。ちなみに、生のシイタケでも、調理する前に2～3日間、かさの裏を日に当てておくと、ビタミンDを増やすことができる。なお、ビタミンDには大別してD_2とD_3の2種類があり、D_2は植物に、D_3は動物に多く含まれている。

生シイタケと干しシイタケは、その特性に応じて、料理によって使い分けるとよい。生シイタケは食感がなめらかなので、汁物や和え物、あるいはそのまま網焼きにするといい。干しシイタケはうま味が強いので、煮物や炊き込みご飯に最適だ。

サツマイモは、なぜ低温でじっくり火を通す?

野菜を使ったスイーツ専門店も登場しているが、サツマイモは、昔からスイーツに使われてきた野菜のひとつだ。

サツマイモは、イモ類のなかでも糖質を多く含むうえ、デンプンを麦芽糖《ばくがとう》に変えるベータアミラーゼという酵素を含んでいる。加熱すると、この酵素の働きが活発になり、甘味が増すのだ。

伝統的なサツマイモ〝スイーツ〟といえば、やはり石焼きイモだろう。ほかのどんな調理法よりも、石焼きイモが甘いのは、なぜだろうか?

テンプンを糖質に変えるベータアミラーゼは、65～85℃でもっともよく働く。だから、この温度を保ちながら、長時間じっくり火を通すと、甘味がもっとも増すことになる。そのために、イモに直接火を当てず、熱した石に埋め込むことでじっくり火を通す〝石焼き〟が最適なのだ。

いっぽう、蒸気で蒸すと、１００℃以上の高温になるため、甘さでは石焼き式に及ばない。もちろん、電子レンジも同様だ。ただし、ビタミンＣに関しては、電子レンジは調理時間が少ない分、損失が少ない。

ところで、調理によって甘さが異なるなら、カロリーも異なるのだろうか。答えはノーだ。デンプンと麦芽糖のカロリーは同じ。つまり、デンプンが麦芽糖に変化して甘味が増しても、カロリーは同じということになる。

フルーツを、わざわざ肉料理に使うのは？

七面鳥にクランベリーソース、鴨にオレンジソース、ローストポークにアップルソース——西洋料理には、肉とフルーツの定番の組み合わせがけっこうある。じつはこれ、栄養面でも理にかなった食べ方といえる。

フルーツには、肉の消化を助ける2つの成分が含まれている。ひとつは、タンパク質分解酵素。パイナップル、キウイ、パパイヤ、イチジクなどには、このタンパク質分解酵素が豊富に含まれている。ただし、この酵素は60℃を超えると機能しなくなるので、すり下ろしたフルーツに調理前の肉を漬け込んでおくことで、肉をやわらかくする。

もうひとつの成分は、クエン酸、酒石《しゅせき》酸、リンゴ酸などの有機酸だ。有機酸は、肉の保水性を高めて、肉質をやわらかくする。しかも、肉自体がもつタンパク質分解酵素の働きを高めることで、消化しやすくする。

有機酸の効果は、加熱しても変わらない。つまり、肉料理にフルーツソースという組み合わせは、こちらの効果を期待したものだ。もちろん、酸味と適度な甘味が食欲を増進させるという、味覚的な効果も期待できる。

さらに、有機酸には血液中にたまった血栓を除去して、血液をサラサラにする効果もある。生活習慣病を予防するためにも、肉料理にフルーツを合わせる食習慣を取り入れたいものだ。

骨付きの魚や肉に、酢を入れて調理するのは？

最近の健康ブームで、身近な食材の意外な働きにスポットがあたることがある。お酢も、そのひとつだ。

食欲増進はもちろんのこと、疲労回復、便秘解消、血糖値抑制——最近では、カルシウムの吸収を助ける効果もよく知られるようになった。

骨付きの肉や魚、殻《から》付きの貝などを煮込むときに酢を加えると、骨や貝殻からカルシウムが溶け出す。実験によれば、酢を入れた場合、骨付き鶏肉のカルシウムが約1・2倍になった。骨から溶け出したカルシウムが身に染み込むためだ。イワシの場合は、身の部分のカルシウム濃度は約1・1倍だったが、煮汁は約2・5倍にもなった。

それだけではない。酢を加えて煮ると、肉の保水性が高まり、肉質がやわらかくなるし、酢がコラーゲンを溶かすので身離れもよくなる。つまり、骨付きの肉や魚を煮るには、酢はいいことずくめなのだ。

ちなみに、世界の料理には、骨付き鶏肉を酢で煮たフィリピンのアドボなど、酢を使った肉料理が数多くある。

電子レンジで栄養成分はどう変化する？

電子レンジについては、「簡単で便利、しかも栄養的にもよい」という〝推進派〟と、「栄養素を破壊する」という〝反対派〟の2つの考え方がある。

そもそも、水や食材などの物質を「温める」ということは、外からエネルギーを加えて構成分子に振動を与える、ということだ。分子の運動が激しい状態を「温度が高い」といい、水の分子運動が激しくなって分子同士の結合が保てなくなった状態が、沸騰《ふっとう》である。

電子レンジは、マイクロウェイブの作用によって、食物の中の水の分子に直接振動を与える、という方法で加熱する。

推進派によれば、電子レンジなら短時間に高温に達するので、加熱時間を短くできる。すると、ビタミンCなど、熱に弱い栄養素の破壊を抑えることができるので、通常の調理より、栄養を保持しやすいというのだ。

いっぽう、反対派によれば、問題はマイクロウェイブが与える振動だという。1秒間に数億回という激しい振動は、自然界には存在しない。自然界の産物である食材は、そんな激しい振動に耐えられず、細胞組織が損傷《そんしょう》してしまう、と主張する。

どちらが正しいか。じつは、現時点では結論が出ていない。マイクロウェイブによって食物がどう影響を受けるのか。科学的な検証が進んでいない、というのが現状だ。

4章

【身近な食品】の栄養と健康効果は？

お米、梅干、卵、お酢……。どこの家庭にもある食品。そこにはいったいどんなパワーが潜んでいるのか？　毎日食べるものだから、それぞれの効果を知っておきましょう！

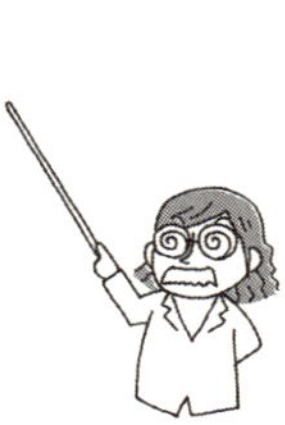

「卵」は、本当にコレステロールを増やすのか？

卵に対して「食べすぎると、コレステロール値が上がる」という負のイメージを抱いている人もいることだろう。健康を気にして「卵は１日１個まで」などと個数制限している人も、いるのではなかろうか？

結論からいえば、卵が血中コレステロール濃度を上げる悪玉というのは、大きな誤解。この説の発端《ほったん》となったのは、いまから１世紀近く前、１９１３年にロシアの病理学者が発表した論文だ。当時、ウサギに卵を食べさせたところ、コレステロール値が増加し、動脈硬化が起きたと報告され、そこから、卵の食べすぎは危険という説が広まることになったのだ。

しかし、その後、この説は否定されている。ウサギは草食動物であり、草食動物はコレステロールを体内で合成できるので、卵などを食べてコレステロールを摂取する必要はない。このような実験で、草食動物を実験対象にしても、雑食動物である人間に応用できる結果は得られないからだ。

その後、卵とコレステロールの関係について研究が進められたが、その結果はまちまちだった。１日に６個の卵を食べたところ、コレステロール値が高くなったという報告もあれば、1日に7個食べても、コレステロール値は変わらなかったという結果もあって、明確な結論は出なかったのである。

それでは、卵の摂取と心筋梗塞の発症リスクに関連はあるかといえば、それも現在では否定されている。約10万人の日本人を対象とした疫学調査によって、卵を毎日食べる人と、そうでない人とのあいだに、発症リスクの違いはないことがわかったのだ。

そうした結果をふまえ、現在では、常識的な範囲内であれば、卵を食べても問題はないというのが、主流の考え方になっている。

1日大さじ1杯の「ゴマ」が、なぜスゴイ？

ゴマは、それを原料としたサプリメントが売り出されているほど、栄養豊富な食材。

まず、ゴマに含まれているゴマリグナンはポリフェノールのひとつで、抗酸化作用をもつ。活性酸素の働きを抑えて、老化の進行を遅らせたり、がん予防効果を期待できるとして、近年注目されている物質だ。

また、そのゴマリグナンの働きで、ゴマ油はほかの食用油にくらべると、油質が劣化しにくい。天ぷら専門店でゴマ油を揚げ油に使うのも、ゴマ油の香りがよいだけでなく、油質が劣化しにくく、経済的だからだ。

また、ゴマリグナンは、加熱すると、抗酸化作用がより強いセサモールに変化する。だから、煎《い》りゴマ（熱したゴマ）をすり鉢ですると、セサモールが多くなるうえ、種皮が破れて栄養成分を吸収しやすくなるので、抗酸化力をさらに高められる。

また、ゴマの脂肪酸の4割を占めるオレイン酸は、血中コレステロール濃度を下げることで知られている。ゴマリグナンの抗酸化作用と、オレイン酸の働きにより、ゴマは動脈硬化の予防にも有効というわけだ。

そんなゴマの摂取の目安は、1日大さじ1杯（10g）ほど。おひたしやきんぴらに混ぜて食べれば、必要量のゴマをおいしくとることができる。

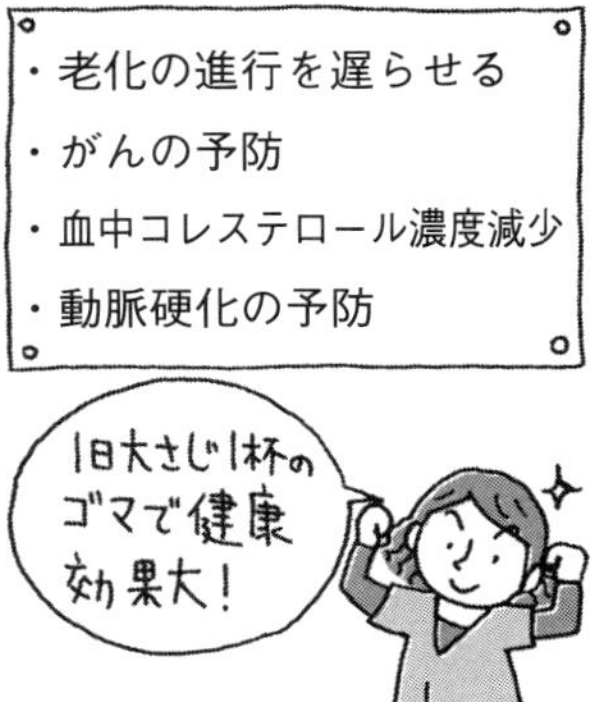
・老化の進行を遅らせる
・がんの予防
・血中コレステロール濃度減少
・動脈硬化の予防
1日大さじ1杯のゴマで健康効果大！

【ゴマの健康効果】

「ヨーグルト」は、なぜ健康にいいのか？

「お腹の調子を整える」「花粉症予防に効く」「免疫力を高める」など、近年、ヨーグルトの健康効果に注目が集まっている。その効果がテレビや雑誌で紹介されて、スーパーの棚からヨーグルトが姿を消すこともある。

ヨーグルトは、牛乳に乳酸菌を加えて発酵させた発酵乳。乳酸菌には数多くの健康効果があるが、なかでも知られているのは、腸内の有害菌の増殖を抑える働きだ。多くのヨーグルトが、厚生労働省から「特定保健用食品（トクホ）」の許可を受けているのも、この乳酸菌の腸内での働きが評価されてのことだ。

また、乳酸菌には、抗アレルギー作用もあるとみられている。乳児を対象にした調査では、ある種の乳酸菌には、アトピー性皮膚炎などのアレルギー疾患の発症を抑える可能性があることがわかったという。

ヨーグルトには、牛乳の栄養に乳酸菌のパワーが加わることによって、さまざまな健康効果が期待できるというわけだ。ヨーグルトを常食とするブルガリアに長寿者が多いのも、そうした健康効果と関係があるとみる専門家は少なくない。

「お米」は、ほかの穀物より栄養価が高い？

日本人の主食、米。その米には、どのような栄養が含まれているのだろうか？小麦やトウモロコシといった他の穀物とは、どう違うのだろうか？

米は、糖質（炭水化物）を多く含むという点では、小麦やトウモロコシと共通しているが、米にはほかの穀物にはない特長がある。タンパク質のバランスが優れているのだ。

タンパク質は、量だけでなく、その質が大切で、タンパク質を構成する20種類のアミノ酸のうち、人体では合成できない必須アミノ酸をどれだけ多く、しかもバランスよく含んでいるかでその価値が決まる。

そんなタンパク質の質を数値であらわす方法に「アミノ酸スコア」と呼ばれるものがある。これは、９種類ある必須アミノ酸の含有量が、理想的な必須アミノ酸組成と比較してどう違うかをあらわしたもの。肉、魚といった動物性食品のほとんどは、理想的な数値よりも必須アミノ酸の含量が多いため、アミノ酸スコアは１００となっている。

いっぽう、穀類は、９種類の必須アミノ酸のうち、リジンの含量が低いため、アミノ酸スコアが低くなる。小麦粉のスコアは44、トウモロコシを原料としたコーンフレークにいたっては16しかない。

ところが、米は穀類のなかでは比較的リジンの含量が多いため、65というスコアをたもっている。米に含まれるタンパク質は、それだけ質がよいということだ。

また、大豆はリジンを多く含んでいるので、ご飯に納豆や豆腐、味噌汁を合わせれば、メニュー全体のアミノ酸スコアは高くなる。日本食は、タンパク質のバランスからみても、理にかなったメニューといえるのだ。

「梅干し」は、胃がんの元凶を退治する?

最近は、ひとくちに梅干しといっても、さまざまなタイプのものが売られている。塩気が気になる人向けにつくられた減塩タイプや、酸味が苦手な人用のはちみつ漬けの梅干し、値段も安価なものから、1粒300円ほどする高級品まで、バラエティに富んでいる。

そんな梅干しには、胃を健康にする働きがある。近年、注目されているのは、ピロリ菌を退治する効果だ。

ピロリ菌は、正式にはヘリコバクター・ピロリ菌と呼ばれ、50歳以上の日本人の約8割が保菌しているとみられる悪玉菌。「胃がん促進物質」のひとつで、その活動をどのように抑えるかが、胃がんを予防するカギとなっている。梅干しには、そのピロリ菌の活動を抑制する効果があるという。

ただし、心配なのは、梅干しにたっぷり含まれている塩分である。梅干しづくりには多くの塩を使うので、梅干しを食べ、過剰に塩分を摂取すると、胃の細胞を傷つける危険性がある。

そこでオススメなのが、梅干しを食べる前に塩抜きすること。梅干しを半日ほど水につけ、その間に2~3回水を替えれば、余分な塩分が抜けていく。梅に含まれるピロリ菌を抑える成分は、水に溶けにくいので、塩抜きしても効果が失われることはないのだ。

「マヨネーズ」には、意外な健康効果が?!

日本では、マヨネーズを自分で作る人は少ないが、じつは作り方が難しいわけではない。植物油、酢、卵黄に、塩やコショウなどを混ぜれば、あっという間にできあがる。

そのマヨネーズは、ビタミンE、K、A、B_2などを含む栄養豊富な調味料である。

原料の卵黄にはコレステロールが含まれているが、原料の1割強を占める酢の主成分である酢酸《さくさん》が、血中コレステロール値の上昇を抑えるので、さほど心配する必要はない。

ただ、マヨネーズの原料の約7割が油なので、高カロリーであることは間違いない。だから、マヨネーズのかけすぎには注意したいが、サラダなどに大さじ1杯程度使う分には気にする必要はない。むしろ、マヨネーズを少量かけると、食品に含まれる有用な栄養素の吸収がスムーズになるという効果もあるからだ。

たとえば、ビタミンKなどの脂溶性のビタミンは、油に溶けていなければ体に吸収されない。その点、マヨネーズには、脂溶性ビタミンが溶け込みやすく、体にも吸収されやすくなっている。

というわけで、カロリーを気にせずにマヨネーズをかけすぎるのも、気にしすぎてまったく使わないのも、賢明な選択とはいえない。少量のマヨネーズをおいしくとったほうが、栄養面からみてもおトクな選択といえるのだ。

「アイスクリーム」は、じつは太りにくい?!

アイスクリームの原料は、牛乳や生クリームといった乳脂肪と、卵と砂糖。それらの原料をみれば、食べるとてきめんに太りそうだが、意外にアイスクリームは太りにくいスイーツだ。なぜだろうか？

第一には、アイスクリームは、食べても血糖値があまり上がらないことがある。アイスクリームと同程度の炭水化物に換算したバナナ、パンを食べた人にくらべて、アイスクリームを食べた人の血糖値の上昇率は低いことがわかっているのだ。血糖値の上昇が低ければ、インスリンの分泌量は少なくてすみ、その分太りにくくなる。また、アイスクリームの冷たさも、太りにくさに関係している。直腸温度の測定実験で、アイスクリームを食べると、通常は変化が少ない直腸の温度が下がることがわかっているのだ。

体温が下がると、人間の体は熱を生み出して、体温を元に戻そうとする。そのときにエネルギーが使われるので、アイスクリームで摂取したカロリーはすぐに体温アップに消費され、余分な脂肪として身につかないというわけだ。

ただし、それはあくまでも適量を守ったときの話であり、食べすぎれば当然太る。アイスクリームが高カロリーであることは事実なので、太りにくいからといって食べすぎないようにご注意のほど。

「生クリーム」には、栄養も脂肪もたっぷり?!

生クリームたっぷりのショートケーキといえば、高カロリーなスイーツの代表格。ショートケーキ1切れのカロリー量（約255kcal）は、ご飯1杯（約163kcal）よりも60%近くも多いのだ。

ショートケーキが高カロリーになる理由は、たっぷり使われている生クリームにある。

ショートケーキのスポンジは、空気を多く含んでいるので、カロリー量はさほどでもないのだが、それをデコレーションしている生クリームはカロリー量がひじょうに多い。10gあたりの生クリームのカロリーは、約433kcalもあるのだ。

では、栄養面はどうかというと、生クリームは牛乳からできているので、牛乳と同じくカルシウムやビタミンAなどをたっぷり含んでいる。

ただし、たっぷり含んでいるのは、それらの有用な栄養素だけでなく、コレステロールも牛乳以上に含んでいる。栄養価も高いが、脂肪やコレステロールも多い生クリーム。食べすぎには用心したい。

「ピクルス」は、なぜ肉料理に合うのか？

ピクルスは、そのまま食べると、酸味の強い漬物のような味だが、ハンバーガーのような肉料理に合わせると、不思議と風味が増し、おいしく感じるもの。なぜ、ピクルスは肉料理によく合うのだろうか？

ピクルスなどに含まれる酢には、油脂を細かい粒子に分解する力がある。そのため、酢と油をいっしょにとると、油脂が細かい粒状になってなめらかになり、口の中で流れやすくなる。つまり、酢は、脂っこい料理の味や食後感をさっぱりさせる効果があるのだ。だから、酢漬けのピクルスは、肉料理とよく合うのである。

ピクルスなどに含まれる酢の効果は、ほかにもある。まず、「疲れたときは、酸味のある料理を食べるとよい」といわれるように、酢には疲労回復効果もある。

また、酢には消化を促進させる効果もある。食塩水と酢を別々に飲み、その後の胃液の分泌を比較する実験をしたところ、酢を飲むと胃液が3倍も多く分泌されることがわかっている。つまり、酢を飲むと消化が早く進み、胃に負担がかからないというわけだ。

「寒天」の食物繊維パワーをとる方法は？

寒天《かんてん》は、海藻のテングサの煮汁を固め、凍結乾燥させたもの。現在、寒天は棒寒天、糸寒天、粉寒天などに加工して売られているが、いずれの寒天も水を加えて煮溶かしたあとに冷やすと、おいしい寒天デザートのできあがりとなる。みつをたらして煮豆を加えればみつ豆に、ジュースを加えて固めればゼリーになる。

そんな寒天に含まれている食物繊維には、特別な力があることがわかっている。寒天の食物繊維には強力な保水力があるので、コレステロールや糖の吸収を抑え、体脂肪を減らす効果があるのだ。一時期、「寒天がダイエットに効く」といってブームになったことがあるが、それも糖などの吸収を抑えるという寒天の食物繊維の働きによるものだった。

ただ、寒天が健康によくても、いつも寒天デザートを食べていては飽きてしまう。そこでおすすめの食べ方は、米を炊

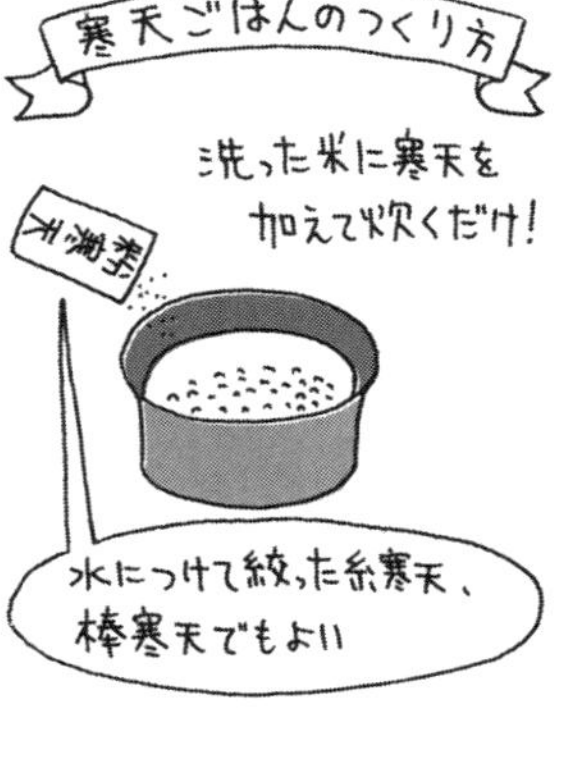
寒天ごはんのつくり方
洗った米に寒天を加えて炊くだけ！
粉寒天
水につけて絞った糸寒天、棒寒天でもよい

【ヘルシーな寒天パワー】

くときに少量の寒天を加える方法。寒天には保湿効果があるので、米がふっくらと炊きあがり、冷めてもパサパサになりにくい。食物繊維をとれるうえ、ご飯がおいしくなるのだから、一石二鳥の寒天利用法といえる。

「黒糖」と「グラニュー糖」は何が違う？

同じ砂糖でも、黒砂糖とグラニュー糖では、味も見た目もまったく違う。原料は同じサトウキビなのに、なぜそれほど違うのだろうか？　含まれている栄養素も違うのだろうか？

黒砂糖は、サトウキビを煮詰め、水分を飛ばしたものを冷やし固めて作る。その主成分はショ糖だが、黒砂糖はサトウキビを煮詰めただけなので、カルシウム、鉄、マグネシウムなどの成分も含んでいる。それらが、黒砂糖独特の味わいを生み出す栄養素だ。

いっぽう、白くサラサラとしたグラニュー糖は、サトウキビを煮詰めた液体を精製し、ショ糖の純度を高めてある。黒砂糖のショ糖の割合が80％程度なのに対し、グラニュー糖では99％にまで高められている。

その分、黒砂糖のような風味や色、栄養素は失われているが、純度の高い砂糖に仕上がっている。飲み物に加えても色がつかないため、世界でもっとも使用量が多く、砂糖といえばグラニュー糖をさす国が多い。

ただし、日本では、砂糖といえば、グラニュー糖ではなく、上白糖をさす。上白糖もグラニュー糖と同様、成分のほとんどはショ糖だが、その手触りがグラニュー糖とは違う。上白糖のほうが、結晶がさらに細かく、水分に溶けやすい。

そこで、料理などで手早く砂糖を溶かしたいときには上白糖、お菓子作りには焦げ色がつきにくいグラニュー糖、カルシウムや鉄といったミネラル分をとりたいときや和菓子を作るときには黒砂糖などと、用途に合わせて使い分けるとよいだろう。

「酢」は、なぜ高血圧に効くのか？

通常、酢は調味料として使うが、最近では健康効果を期待して、酢そのものを飲む人が増えている。たしかに、コップ1杯程度の、水に薄めた酢を飲むと、血管が広がり、血圧が下がることがわかっている。酢を飲むと、酢に含まれる酢酸が血管壁の細胞に吸収され、その酢酸がエネルギーとして使われると、老廃物《ろうはいぶつ》としてアデノシンが排出され、それが血管細胞のレセプターにおさまると、血管が一時的に広がるのだ。酢を飲むと血管が広がり、血圧が下がるのは本当のことなのだ。

しかし、このアデノシンの効果には持続性がない。だから、血圧低下効果を期待する人は、毎日、酢を飲みつづける必要がある。

むろん、酢を毎日飲みつづけるのは楽なことではない。やはり、酢は食事とともに摂取するのが、長くつづけるコツだろう。酢の物を1日1回食べるように習慣づけてもいいし、脂っこい料理を食べるときに料理に軽く酢をかけると、脂の粒が小さくなって酢と混ざり合うので、口あたりがさっぱりする。

また、酢には、肉や魚のタンパク質に含まれる酵素を活性化させ、肉をやわらかくする働きもある。調理のさいに、大さじ1杯程度の酢を使うのも、無理なく酢をとれるよい方法だ。

なお、酢を直接飲みたい場合は、5倍以上に薄めて飲むことを心がけたい。長期間にわたって濃い酢を飲んでいると、酸の働きによって胃が荒れたり、歯質が弱くなるおそれがある。

「オリーブオイル」はなぜ冷暗所で保存する？

オリーブオイルといえば、酸化しにくい健康的な油というイメージが強い。たしかに、ほかの植物油にくらべると、含んでいるクロロフィルが酸化を防ぐので、劣化しにくいという特長がある。

しかし、そのクロロフィルには光に弱いという弱点がある。

オリーブオイルを台所の窓際など、日のあたるところに放置しておくと、クロロフィルが光に反応し、活性酸素を発生する恐れがある。酸化しにくいはずのオリーブオイルも、太陽光にあたると劣化してしまうのだ。これをクロロフィルの「光《ひかり》増感《ぞうかん》作用」と呼ぶ。

では、太陽光があたらなければいいかというと、オリーブオイルのクロロフィルは、室内の弱い光でも反応してしまう。だから、保存場所は光のあたらない冷暗所にする必要がある。

なお、オリーブオイルは、調理のさいに、200℃以上で熱すると、香りが大きく変化することがわかっている。オリーブオイルの香りをいかすには、比較的低めの温度でじっくり加熱するのがコツだ。

「サラダ」は油ととると栄養アップ?!

ダイエット目的から、サラダにドレッシングをかけない、かけてもノンオイルドレッシングのみという人がいる。たしかに、そうすれば、油分が少ない分、摂取カロリーを抑えることができる。

ただし、サラダに含まれる栄養素を無駄なく取り込むことを考えれば、少量の油をかけることは、けっして悪いことではない。

たとえば、サニーレタス、リーフレタス、水菜などの緑黄色野菜をサラダにして食べるとき、油分がまったくないと、レタス類に多く含まれるカロテン、ビタミンKなどの脂溶性のビタミンの吸収率が落ちてしまう。せっかく新鮮な野菜を食べても、肝心のビタミンを摂取することができなくなってしまうのだ。

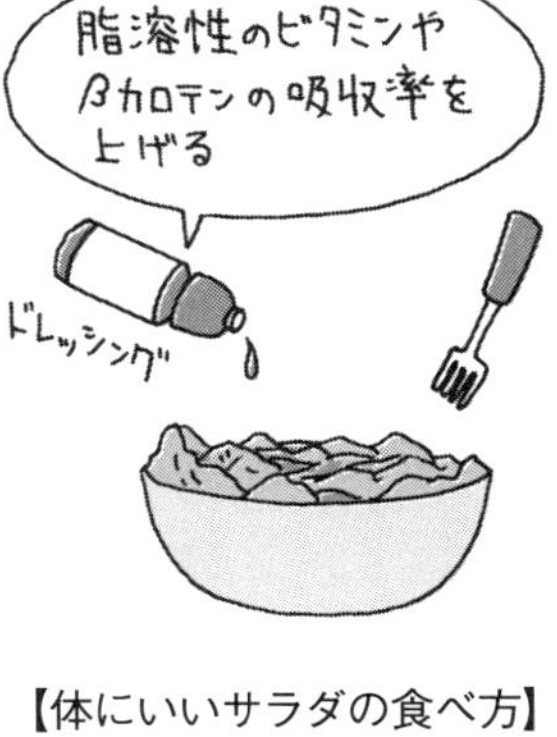
脂溶性のビタミンやβカロテンの吸収率を上げる
ドレッシング
【体にいいサラダの食べ方】

だから、サラダを食べるときには、味の面でも栄養面でも、ドレッシングをかけたほうが合理的といえる。ドレッシングやマヨネーズは、油の粒が小さい状態で酢と混ざって乳化《にゅうか》しているので、ただ油をかけるよりも、ビタミンの吸収率が高まることがわかっている。

もちろん、ほかの料理に油が使われているときは、その油によって脂溶性ビタミンの吸収率がよくなるので、ノンオイルドレッシングを使っても問題はない。

「ゼロカロリー食品」は、本当にカロリーがない？

ビールやジュースのパッケージでよく見かける「ゼロカロリー」や「ノンカロリー」という表示。それらの飲料は、本当にカロリー量がまったくないのだろうか？

じつは、ゼロカロリー、ノンカロリー、カロリーレスなどと表示してあっても、完全なゼロカロリーではないことが多い。

もちろん、ゼロカロリーなどと表示するには一定のルールがあり、食品100g、あるいは飲料100㎖あたりのエネルギー量が5㎉未満のものに限られる。逆にいうと、500㎖のペットボトル飲料のエネルギー量が25㎉未満であればゼロカロリーと名乗れるのだ。

似たようなことは「無糖」「ノンシュガー」という表記をめぐっても起きている。

まず、「無糖」は、食品に含まれる砂糖や果糖のような糖類が、100gあたり0・5g未満のものをさす。

いっぽう、「ノンシュガー」は、通常の砂糖を使っていなければ、一般的な糖類に分類されていないキシリトールやソルビトールなどの糖を使っていても、そう表示できる。その分、カロリー量はしっかりあるというわけだ。

「アルカリ性食品」は、なぜ体にいい？

「肉を食べると体が酸性に傾くので、アルカリ性のものを食べてバランスをとるとよい」という説を耳にしたことはないだろうか？

これは、19世紀末にブンゲというスイスの科学者が提唱した説をルーツとするもの。その説によると、人間の体は弱アルカリ性なので、アルカリ性食品をとるのが体のためにはよいという。

そこで、アルカリ性食品が健康によいという表示があちこちで見られるようになり、ブームになったこともあるわけだが、その後、この説はどうなったのだろうか？

結論からいえば、食品によって、人間の血液が酸性やアルカリ性に傾くことはないことがわかって、ブンゲの説は否定されている。人間の体はつねに弱アルカリ性に保たれるようにできており、もし血液が酸性や強いアルカリ性に傾いてしまうと、生命を維持することはできないのだ。

人体は、血液を一定のpHに保つために、尿の状態を変化させている。アルカリや酸が過剰になれば、尿として体外に排出するので、血液は摂取した食品によって酸性やアルカリ性に傾くことなく、つねに弱アルカリ性を保つことができるというわけだ。

ただし、現在では、アルカリ性食品を食べると、痛風《つうふう》や腎臓結石《じんぞうけっせき》の予防に効果があるのではないかと、ふたたびアルカリ性食品が注目を浴びている。尿をアルカリ性にすれば、痛風や腎臓結石の原因となる尿酸結石を溶かすことができると考えられているからだ。

「サプリメント」は、いつ、どう飲むといい？

サプリメントは、薬ではなく、一種の食品。だから、薬事法の規制によって、薬のような表示はできないので、商品パッケージなどに、飲む量や回数が薬ほど具体的には書かれていない。では、サプリメントは、いつどのように飲むのがベストなのだろうか？

サプリメントは、食事で不足しがちな栄養素を補うために飲むものなので、とくに表示のない場合には、食後に飲むのがよいとされる。食後は消化活動が盛んになっているので、サプリメントもすみやかに吸収される。

とりわけ、ビタミンA、D、E、Kといった脂溶性ビタミンは、脂に溶け込んで吸収されるので、脂肪分を含む食品をとったさいに、いっしょに服用するとより効果的だ。

いっぽう、サプリメントを空腹時に飲むと、胃が荒れるなどの害が出るおそれがあるので避けたほうがいい。

ただし、ダイエット目的で食物繊維を含むサプリメントを飲む場合は、例外的に食前に飲むほうが効果は高い。食前に食物繊維のサプリメントをとって空腹を満たしておくと、食べすぎを防ぐことができるからだ。

5章
いろいろな【野菜】、体にどういいの？

よく「野菜をたっぷり食べなさい」というけれど、それはどうして？　野菜には、どんな力があるの？　食卓によく上がるさまざまな野菜の、栄養と健康効果を解説します！

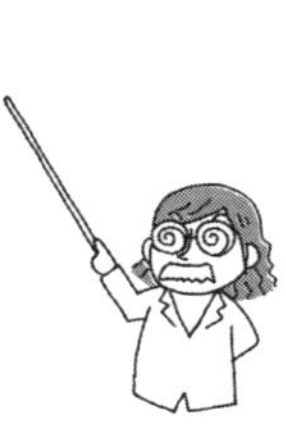

野菜の色は、濃ければ濃いほど栄養が多い？

「色の濃い野菜は栄養価が高い」とよくいわれる。たしかに、野菜の色が濃いということは、色素成分を多く含んでいるということになる。色素成分には、さまざまな健康効果が期待できるので、色の濃い野菜ほど栄養価は高いといえるのだ。

たとえば、緑色の野菜は、太陽光を浴びると、ビタミンCやポリフェノールなどの抗酸化物質を多くつくりだそうとする。紫外線を浴びると、葉の表面で活性酸素が発生するので、野菜はその害から自身の身を守ろうとするのだ。だから、緑色が濃ければ濃い野菜ほど、ビタミンC、ポリフェノール、カロテンといった栄養素をたっぷり含むことになる。

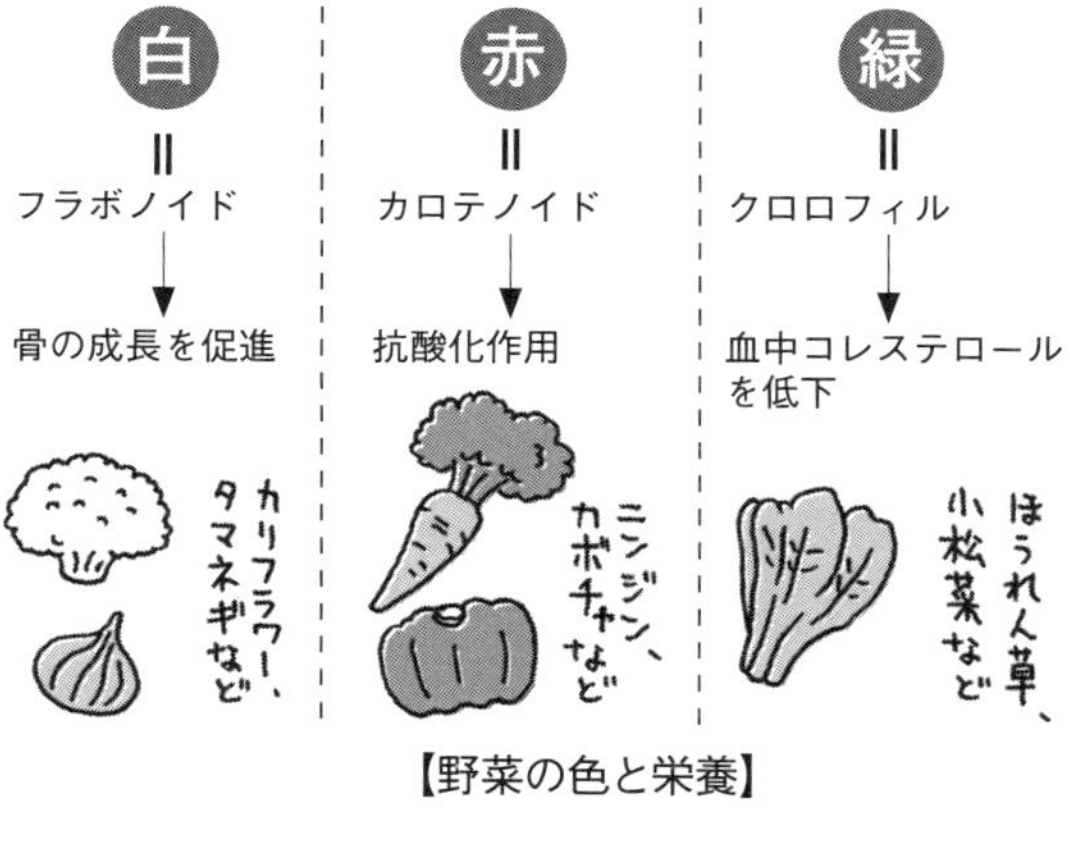

【野菜の色と栄養】

これは、白菜のような色の薄い野菜でも同じこと。白菜を選ぶときは、外葉の部分が色濃いものを選ぶと、より栄養価が高いものをゲットできる。外葉の部分には、緑黄色野菜と同じように抗酸化ビタミンが多く含まれているので、やわらかく煮るなどして、捨てずに食べるといい。

葉菜、根菜、果菜…栄養的に何が違う？

ひとくちに野菜といっても、ほうれん草や小松菜などの葉物野菜、トマトやピーマンなど果実を食べる野菜、ゴボウやイモなどの根菜類など、その種類はさまざまだ。では、そのタイプの違いによって、野菜の栄養価には、どのような違いがあるのだろうか？

おおまかにいって、葉物野菜と果実を食べる野菜は、ビタミンやミネラルをたっぷりと含んでいる。いっぽう、根菜類には糖質が多く、ブロッコリーや菜の花など花を食べる野菜にはビタミンCが多く含まれている。

ただ、これはあくまでおおまかな法則であり、根菜類のニンジンがカロテンをもっとも多く含んでいるなど、例外もある。だから、野菜は、どの部位を食べているかよりも、その色で分類したほうが、栄養成分の違いはわかりやすいかもしれない。

野菜は含まれる色素によって、栄養成分に大きな違いが生じるからだ。

「野菜はいろいろな色のものを食べるとよい」といわれるのも、色違いの野菜をバランスよく食べると、多様な栄養素をまんべんなく摂取することができるからだ。

国産野菜と輸入野菜、栄養が多いのはどちら？

国産野菜と輸入野菜では、値段は輸入野菜のほうが安いことが多いが、両者の栄養価には何か違いがあるのだろうか？

まず、欧米から輸入された野菜は、国産野菜よりもカルシウムを多く含んでいる。逆にいうと、国産野菜は、欧米の野菜よりもカルシウム量が少ないのだ。

これは、日本の土壌に含まれるカルシウム量が、欧米よりも少ないことが原因。火山国である日本の土壌は火山灰でできているケースが多く、その分、欧米の土壌よりも含有《がんゆう》カルシウム量が少ないのだ。

そのほかの点では、国産野菜と輸入野菜の栄養価にさしたる違いはない。ただし、流通にかかる時間などの条件によって、野菜の栄養価は刻々と変化していく。野菜は収穫後も呼吸しているため、その活動によってアミノ酸やビタミン類が消費され、栄養価が変化するからだ。

だから、収穫してから店頭に並ぶまで、通常20日ほどかかる輸入野菜は、流通過程でビタミン類がある程度失われてしまう。ただ、場合によっては、低温輸送されている輸入野菜のほうが、常温で運ばれている国産野菜よりも、ビタミン類の損失が少ないというケースもある。

カルシウム以外の栄養素の状態は、輸送条件などにより、ケースバイケースといえるだろう。

栄養を逃さない、野菜の保存法とは？

野菜は、収穫後も生きて呼吸している。だから、長く保存していると、野菜はその間も生命活動を維持しているので、糖質やビタミン類などの栄養素が消費されていく。では、どうすれば野菜の栄養損失を少なく保存できるのだろうか？

まずは、適度の湿り気を与えることである。野菜の鮮度にもっとも影響を与えるのは、湿度である。湿度が保たれていれば、野菜はしおれにくく、ビタミン類の損失は少なくなる。水でぬらした新聞紙で野菜をくるむのは、野菜に適度の湿り気を与えるための昔ながらの知恵だ。

そして次に大切なのは、保存温度である。さまざまな温度条件でサラダ菜を保存

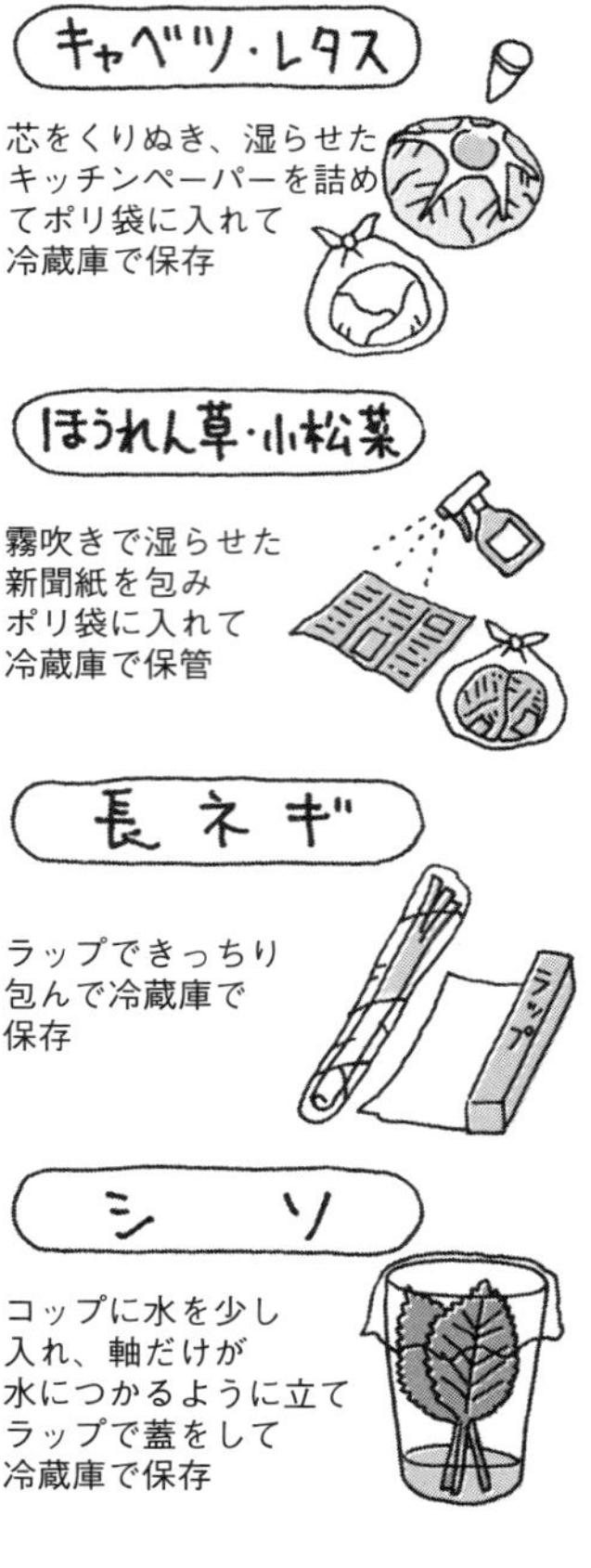
キャベツ・レタス
芯をくりぬき、湿らせた
キッチンペーパーを詰め
てポリ袋に入れて
冷蔵庫で保存
ほうれん草・小松菜
霧吹きで湿らせた
新聞紙を包み
ポリ袋に入れて
冷蔵庫で保管
長ネギ
ラップできっちり
包んで冷蔵庫で
保存
ラップ
シソ
コップに水を少し
入れ、軸だけが
水につかるように立て
ラップで蓋をして
冷蔵庫で保存
【鮮度を逃がさない野菜の保存法】

する実験をおこなったところ、温度が低いほど、ビタミンCや糖の損失を少なく抑えられることがわかった。保存温度を低くすると、野菜の呼吸を抑えられ、その分、糖質などの栄養素の分解量が少なくなるのである。

ネギの〝辛味〟にある健康効果とは？

ネギは、鍋物やソバの薬味に欠かせない野菜。献立の主役になることは少ないが、日本の食卓に欠かせない名脇役のひとつである。

またネギは、漢方や民間療法で、頭痛や風邪に効くなど、さまざまな働きが期待できるとされてきた。現代の栄養学の目からみても、ネギにはかなりの健康効果があることがわかっている。

まずネギには、殺菌作用をもつネギオールと呼ばれる成分が含まれている。また、殺菌効果や疲労回復効果のあるビタミンB群の吸収を助ける働きもある。

「風邪をひいたときは、ネギを食べるとよい」という昔ながらの知恵は、昔の人がそうしたネギの殺菌効果に経験的に気づいていたからこそ、言い伝えられてきたのだろう。

さらに、ネギのにおいと辛味のもとである硫化《りゅうか》アリルという成分には、血行をよくして血糖値を下げる働きがある。

それら、殺菌効果や健康効果をもたらす成分は、ネギの辛味成分に含まれているので、ネギはその辛さをいかして食べるのがいい。辛味成分は揮発《きはつ》性なので、ネギを水にさらしすぎると、せっかくの栄養素が流れ出てしまうことになる。

いちばんよい調理法は、生のネギを細かく切って食べる方法。ソバや冷や奴の薬味として生のまま食べると、辛味成分を無駄なく取り入れることができる。

緑と赤のピーマン、栄養があるのはどちら？

ピーマンには、緑や赤など、さまざまな色のものがあるが、色によって栄養素に違いはあるのだろうか？

じつは、赤ピーマンは、緑ピーマンが成長し、熟したもの。だから、熟すとともに、苦味がやわらぎ、甘味は増す。糖度計ではかると、赤ピーマンの甘味は緑ピーマンの2倍以上もあるのだ。

緑色のピーマンが赤くなると、増えるのは甘味だけではない。ビタミンA、ビタミンC、ビタミンEも増えていく。赤ピーマンの赤色は、クロロフィルという葉緑素が分解されてできたもので、強い抗酸化作用をもつ。ビタミン類をより多くとるには、緑ピーマンよりも、赤ピーマンを食べたほうが効率的といえるのだ。

いっぽう、緑ピーマンにも、赤ピーマンにはない健康効果がある。血液をサラサラにする効果だ。実験で、30代から50代の人にそれぞれの色のピーマンを食べてもらって食前・食後に血液検査をしたところ、緑ピーマンを食べたほうが、より早く血液がサラサラになることがわかった。

緑ピーマンは、ビタミン類の量では赤ピーマンに後《おく》れをとるが、血液の状態が気になる人には、こちらのほうがおすすめだ。

ブロッコリーのビタミンCは、レモンより多い?!

「ビタミンCが豊富」といえば、レモンや柑橘《かんきつ》類を思い浮かべる人が多いだろうが、野菜のブロッコリーも負けてはいない。ブロッコリーはレモンの約2倍ものビタミンCを含み、１日に１００ｇのブロッコリーを食べるだけで、１日の所要量をまかなうことができるのだ。

ただし、ブロッコリーの場合、保存の仕方や調理法によって、その栄養を逃してしまう恐れがある。まず、保存法は、収穫したばかりのブロッコリーを常温（20℃）で保存すると、３日間でビタミンCが約半分にまで減ることがわかっているので、ブロッコリーはできれば０℃で保存することが望ましい。冷蔵庫の野菜室の温度は、5～7℃程度なので、ブロッコリーをポリ袋などで包み、魚や肉を保存するチルド室に入れるのがおすすめだ。

また、ブロッコリーの栄養を損なわないように調理するには、水を少量入れたフライパンで、手早く蒸すといい。たっぷりのお湯で茹《ゆ》でると、ビタミンCやビタミンB_1、B_2、葉酸《ようさん》などが茹で汁に溶け出してしまうので、なるべく水分にふれないようにするのが、ブロッコリーを調理するコツだ。

生のブロッコリーに衣をつけて、天ぷらにするのも賢い調理法。ブロッコリーのビタミンCを90%以上残しながら、おいしくいただける。

ゴボウのアク抜きで、栄養は流出しない?

ゴボウをささがきにして、水にひたしてアク抜きをすると、水の色が茶色に変わっていく。その色の変化は、ゴボウに含まれるポリフェノールの酸化が原因。ということは、ゴボウを水につけると、貴重なポリフェノールが水に溶け出していることになる。

しかも、溶け出しているのはポリフェノールだけではない。アミノ酸、カリウム、カルシウムといった栄養素まで失われていく。だから、ゴボウの栄養を効率よく摂取するには、水にさらしすぎないほうがいい。

また、ゴボウの皮をむきすぎるのも、皮に含まれている栄養を捨てることになってしまう。ゴボウの皮には、グルタミン酸などのうま味成分が、中心部の1・6倍も含まれている。ゴボウの皮に泥がついているからといって、その皮をきれいにむいてしまうと、うま味成分を捨ててしまうことになるのだ。
だから、ゴボウを食べるときには、水に長時間はさらさず、皮はなるべくむかずに調理するのが、栄養を失わず、しかもおいしく食べるコツといえる。ゴボウは、たわしなどで表面を軽くこすると泥が落ちてきれいになるので、皮を残したまま料理することをおすすめしたい。

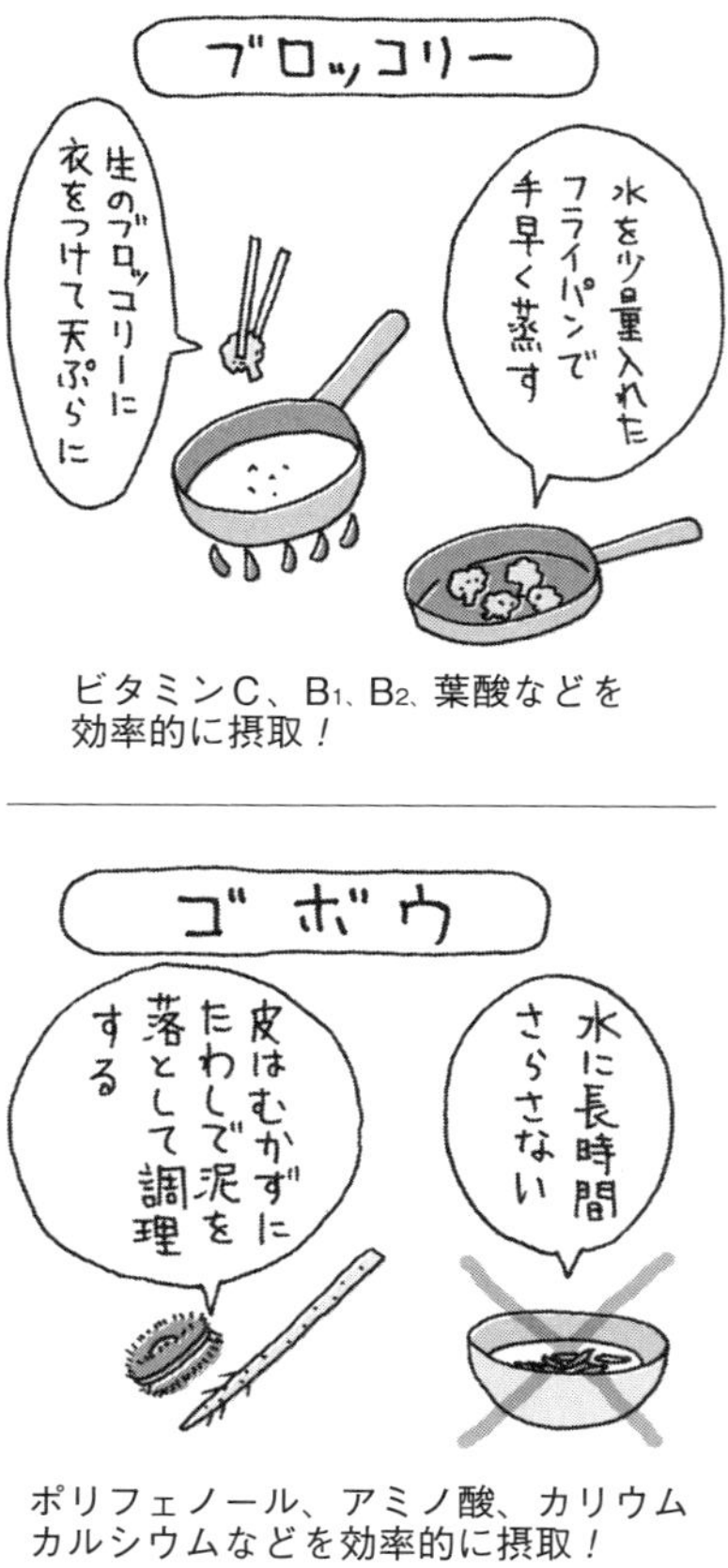
ブロッコリー
水を少量入れたフライパンで手早く蒸す
生のブロッコリーに衣をつけて天ぷらに
ビタミンC、B1、B2、葉酸などを効率的に摂取！
ゴボウ
水に長時間さらさない
皮はむかずにたわしで泥を落として調理する
ポリフェノール、アミノ酸、カリウムカルシウムなどを効率的に摂取！

【栄養を逃がさない野菜の料理法】

ニンニクの栄養を無駄なく活かす調理法は？

ニンニクには、高いがん予防効果があることがわかってきている。アメリカの国立がん研究所が作成した「がん予防効果が期待できる食品のピラミッド」のトップに輝いたのは、ニンニクなのだ。

また、イタリアでおこなわれた調査によると、ニンニクをよく食べるサルディーニャ島の人の胃がんになる確率は、ニンニクをその5分の1しか食べないほかの地域にくらべて、40％も低かったという。

ニンニクのがん予防効果は、ニンニクに含まれているアリインという物質の働きによるもの。アリインは、切ったりすりおろしたりすると、アリシンという成分に変わるが、それをさらに加熱すると、がん予防効果のあるスルフィド類やアホエンという成分に変化するのだ。

だから、ニンニクをがん予防に役立てるには、切ったりすりおろしたりしたあと、加熱することが必要になる。その点、パスタ料理のペペロンチーノは、ニンニクの栄養を無駄なくいかすために最適の調理法といえる。がん予防に効くスルフィド類やアホエンという成分は、ニンニクを低温でじっくりと加熱したほうが、生成量が多くなるからだ。

とくにアホエンは、低温で加熱したときにしかできないので、ペペロンチーノのようにニンニクをじっくり炒めると、より多く生成させることができる。ニンニクたっぷりのペペロンチーノは、おいしいだけでなく、がん予防の観点からみても効果の高いメニューだったのである。

ひょろひょろのモヤシに、栄養はあるのか?

値段がリーズナブルな野菜の代表格といえば、モヤシ。シャキシャキとした歯触りがおいしく、味にクセがないことから、家計の味方として人気が高い。

しかし、ヒョロッとしてか細い子供を「もやしっ子」というように、白くて細いモヤシには、たいした栄養はないようにもみえる。モヤシには、どのような栄養が含まれているのだろうか?

モヤシには、その原料である豆のタンパク質から生成されたアミノ酸がたっぷり含まれている。豆が発芽するさい、タンパク質を分解する酵素が働いてアミノ酸となり、モヤシに移る。モヤシは、うま味のもととなるアミノ酸をたっぷり含んでいるからこそ、おいしく感じられるのだ。

また、モヤシは、100gあたり10mgのビタミンCを含んでいる。これはグリーンアスパラガスの10mg、サラダ菜の13mgに近い数字で、白く細い見かけにかかわらず、もやしは意外と栄養豊富な野菜なのだ。

もちろん、100gあたり80mgものビタミンCが含まれているイチゴにくらべれば、モヤシのビタミンC含有量はけっして多い数字とはいえない。ただ、モヤシは一年中どこでも手に入るうえ、なにしろ値段が安い。モヤシの栄養価も捨てたものではないのである。

スプラウトに、がん予防の効果が期待されるのは?

スーパーの野菜売り場に行くと、「スプラウト」と書かれた野菜の芽が並んでいる。スプラウトは新芽野菜の総称で、代表的なものにカイワレダイコンやブロッコリー、レッドキャベツの新芽がある。

スプラウトは、ヨーロッパでは19世紀のヴィクトリア朝時代から食べられてきた歴史ある食材だが、日本では近年になってから、ビタミンやミネラルが豊富に含まれ、がん予防効果があるとして注目を集めはじめた。ではなぜ、スプラウトはがんを予防すると考えられているのだろうか?

たとえば、ブロッコリースプラウトは、スルフォラファンという成分を100g中100㎎も含んでいる。それが「ファイトケミカル」とも呼ばれる、がん予防効果が期待される化学物質なのだ。

スルフォラファンを摂取すると、細胞内で活性酸素が発生するが、それを撃退するために、解毒用の酵素が大量につくられる。そして、活性酸素を撃退したあとに解毒酵素が残るので、がんに対する抵抗力が高い状態になるという。それが、スルフォラファンが別名「がんワクチン」とも呼ばれるゆえんである。

スルフォラファンの含有量をくらべれば、ブロッコリースプラウトよりもブロッコリーの種のほうが多いのだが、食べやすさを考えれば、スプラウトで食べるのが、おいしくスルフォラファンを摂取する、効率的な方法といえる。

アスパラガスが、老化を防ぐってホント？

アスパラガスは、葉が退化してなくなり、あのような細長い形に変化した野菜。葉を失ったため、アスパラガスは太陽の紫外線をさえぎることができなくなり、紫外線による活性酸素の増加から身を守るために、ある物質を豊富に蓄えることになった。それが、強力な抗酸化作用をもつ「グルタチオン」である。

ラットにグルタチオンを加えたエサと加えていないエサを与えて実験したところ、グルタチオン入りのエサを食べたラットのほうが、細胞の酸化が抑えられ、神経細胞の機能が高まることがわかった。

人間も、そのグルタチオンを豊富に含むアスパラガスを食べれば、強力な抗酸化作用を期待できるというわけだ。なお、グルタチオンは人間の体内でも生成される物質だが、年齢とともにつくられにくくなる。

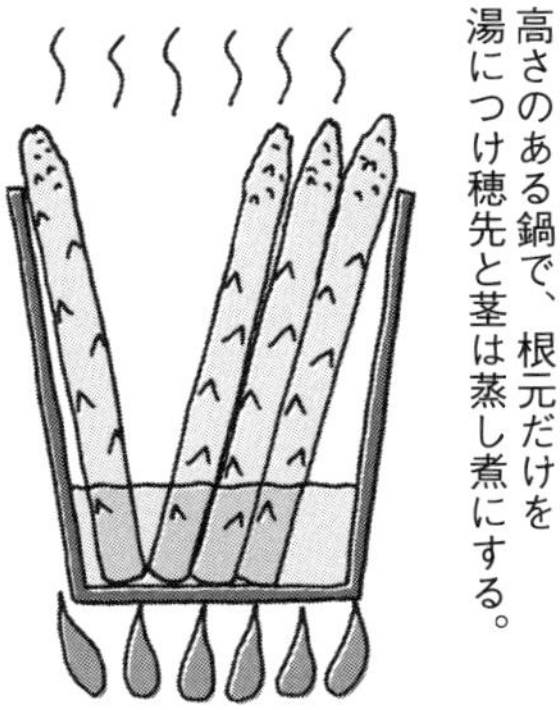

高さのある鍋で、根元だけを湯につけ穂先と茎は蒸し煮にする。

【アスパラの茹で方】

アスパラガスの効果的な調理法は、たっぷりのお湯で丸ごと茹でるのではなく、少量のお湯でアスパラガスの根元だけ茹でるのがおすすめ。アスパラガスの栄養とうま味は水に溶け出しやすいが、そのように根元だけを湯につけ、穂先と茎の部分は蒸し煮にすれば、栄養もおいしさも逃がさずに取り込むことができる。グルタチオンが熱で壊れることを防ぐためにも、短時間で調理するのがコツだ。

トウモロコシの小さな粒には、栄養がぎっしり?!

トウモロコシは、茹でても蒸してもおいしく、新鮮なものは生のままでも十分に甘い。糖度計でその甘さを調べると、メロンに匹敵するほどだ。そのトウモロコシには、どのような栄養が含まれているのだろうか？

トウモロコシの小さな粒には、糖分のほか、リノール酸や、ビタミンB_1、B_2、Eなどのビタミン類、カリウム、鉄分、銅などのミネラルが含まれている。とうもろこしの小さな粒一つひとつには、そのような栄養素がバランスよく含まれているのだ。

そのうち、リノール酸には、コレステロールを下げて動脈硬化を防ぐ働きがあり、ビタミンB_1には疲労回復を助ける効果がある。また、ビタミンEには抗酸化作用、カリウムには血圧を下げる働きがあるほか、粒の表皮には食物繊維が多く含まれているので、便秘の改善も期待できる。

そんなトウモロコシのおいしい食べ方は、沸騰《ふっとう》したお湯に入れるのではなく、水から茹でることにある。トウモロコシのデンプンは、糊化《こか》するときに多くの水分を必要とするため、水から時間をかけて茹でたほうが、粒は水分をたっぷりと吸い込み、よりふっくらと茹で上がるのだ。

ヤマイモの、滋養強壮効果の秘密とは?

ナガイモやジネンジョといったヤマイモ類は、イモ類のなかでは珍しく、加熱せずに食べられる種類である。

通常、イモ類に含まれるデンプンは生で食べると消化しにくいので、ジャガイモやサツマイモなどは火を通して食べる。いっぽう、ヤマイモは、ネバネバ成分である食物繊維がデンプンの粒を包み込んでいるので、生のままデンプンを消化することができるのだ。

ただし、消化できるとはいっても、生のデンプンを消化するには、時間がかかる。それが、ヤマイモを食べると、腹もちがよく、長くエネルギーとして使える理由だ。江戸時代の旅人は、峠越えの前にとろろ飯を食べたというが、それもヤマイモを食べると持久力がつくことを経験的に知っていたからだろう。

なお、ヤマイモは、糖尿病を予防したい人やダイエット中の人にもおすすめの食材。ヤマイモを食べると、血糖値の上昇が緩やかになり、インスリンの分泌を抑えられ、脂肪の蓄積を少なくできるのだ。

また、ヤマイモのネバネバ成分である食物繊維は、腸のぜん動運動を促すので、便秘の予防にもなる。

スタミナをつけたい人からやせたい人まで、ヤマイモは幅広いニーズに応えてくれる自然の恵みだ。

サツマイモは、意外とカロリーが低い健康食品?!

サツマイモは、そのねっとりとした食感と甘さから、料理にもお菓子にも使える野菜。サツマイモは、ビタミンC、ビタミンE、食物繊維、カリウムなどの栄養素を含み、とりわけビタミンCが豊富である。

サツマイモのビタミンCには、加熱しても損失が少ないという特徴がある。加熱すると、サツマイモに含まれるデンプンが溶け、糊《のり》のような役割になってビタミンCの流出を防ぐため、火を通してもあまり失われないのだ。

また、サツマイモに含まれる食物繊維は便秘予防に効果があり、カリウムは高血圧の予防に役立つ。

そのいっぽう、サツマイモはカロリーが高いというイメージもあるが、中サイズのサツマイモ1本のカロリー（約148kcal）は、ご飯1杯のカロリー（約163kcal）

よりは少ない。

ショートケーキ1切れのエネルギーが、約255kcalであることを考えれば、間食にはケーキよりも焼き芋を選んだほうが、よほどヘルシーだ。

そんなサツマイモをおいしく調理するには、低い温度でじっくりと30分ほど加熱することだ。サツマイモの甘味を生む酵素であるベータアミラーゼは、50℃から80℃という低い温度内でしか働かない。低温でじわじわ加熱する石焼き芋がおいしい理由も、そこにある。家庭の電子レンジで加熱するときも、弱にして時間をかけて熱を加えたほうが、おいしく仕上がる。

大豆は、栄養満点でも、とりすぎると危険？

大豆に含まれるタンパク質の量は、100gあたり16gほど。肉や魚（100gあたり20g前後）にくらべると若干少なめだが、植物性食品のなかでは際立って多い数字だ。

しかも大豆は、植物性食品にしては、必須アミノ酸がバランスよく含まれている。しばしば大豆は「畑の肉」と呼ばれるが、まさに肉類に匹敵するほどの優れたタンパク源といっていい。

また近年は、前にも述べたように、大豆に含まれている大豆イソフラボンが、更年期障害の症状軽減や骨粗しょう症の予防、がん予防に役立つとして注目を集めている。大豆イソフラボンの化学構造が女性ホルモン（エストロゲン）と似ているため、女性ホルモンの不足をおぎなうとされ、とくに閉経後の女性に適した栄養素とみられてきた。

しかし、いくら体によいからといって、サプリメントで大豆イソフラボンを摂取しすぎるのは考えものだ。海外の研究によると、人によっては、乳がんの発症や再発の危険性が高まるおそれがあるという。

いっぽう、食品から大豆イソフラボンをとる分には、食品中のイソフラボンの吸収率が低いため、過剰摂取になる心配はない。

日本食には、豆腐、納豆、枝豆、味噌、湯葉、きな粉など、大豆食品が種類豊富にある。それらをまんべんなく食べていれば、副作用を恐れることなく、大豆イソフラボンの健康効果を期待できる。

きのこは、日光に当てると栄養成分が増える?!

きのこといえば、たくさん食べても太らない、低カロリーの食材というイメージがある。うま味が出るのと、かさ増しになることから、きのこ類はダイエット料理に欠かせない食材のひとつだ。

では、低カロリーのきのこには、栄養がないかというと、けっしてそうではない。生シイタケの場合、その約半分は食物繊維であるうえ、ビタミンBやD、カリウムといった栄養素を含んでいる。

そのうち、ビタミンDは、カルシウムの吸収を助けるビタミンだが、ほかの植物性食品にはあまり含まれていない。その意味で、きのこ類は貴重な食材といえる。

なかでも、ビタミンDをもっとも多く含むのは、干しシイタケだ。太陽光にさらして乾燥させた干しシイタケのビタミンD含有量は、生シイタケの10倍以上にのぼることがわかっている。

ただし、天日干しでなく、熱風乾燥でつくった干しシイタケには、生シイタケと同程度のビタミンDしか含まれていない。ビタミンDを豊富に含むかどうかは、太陽光で干したかどうかにかかっているのだ。

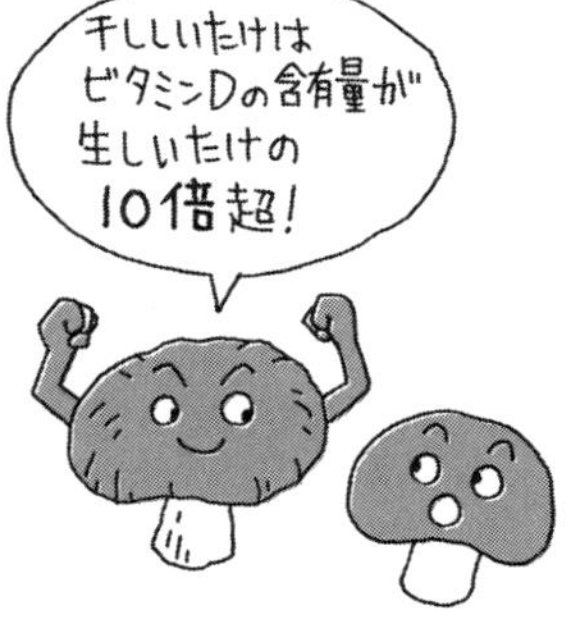
干ししいたけは
ビタミンDの含有量が
生しいたけの
10倍超!
【干しシイタケはこんなにスゴイ!】

そこで、熱風で乾燥させた干しシイタケを買ったときは、購入後、自分で太陽光にあてるとよい。３時間程度紫外線をあてれば、ビタミンＤが合成されることがわかっている。

唐辛子は、なぜダイエットに効果があるのか？

一時期、「辛いものを食べてやせる」という唐辛子ダイエットが流行《はや》ったことがある。唐辛子に含まれるカプサイシンという成分が、脂肪をエネルギーとして燃焼させることが、その根拠とされた。本当に、唐辛子にはダイエット効果があるのだろうか？

そこで、カプサイシンのダイエット効果について、マウスを使った実験をおこなったところ、カプサイシンを与えたマウスのほうが、与えていないマウスにくらべ、平均で倍近くも長い時間泳げることがわかった。

カプサイシンには脂肪をエネルギーに変えるのを助ける働きがあるため、カプサイシンを与えたマウスは、体脂肪をエネルギーとして使ったので長く運動できたと考えられる。

いっぽう、カプサイシンを与えなかったマウスは、脂肪をすぐにはエネルギーに変えられなかったため、早くにスタミナが尽きてしまったのである。

この実験からわかるように、唐辛子には脂肪をエネルギーとして燃焼させる効果がある。そこから、ダイエット効果があると考えられているのだ。

ただし、いくら唐辛子に脂肪燃焼効果があるといっても、食べすぎは禁物だ。とくに胃腸の弱い人は、唐辛子を食べすぎると、刺激で胃腸を荒らすことになりやすい。ピリ辛料理の食べすぎには、ご注意のほど。

6章
【お肉&魚介類】の体にやさしい食べ方は？

魚は肉より体にいいってホント？　肉の脂身は食べないほうがいい？……毎日のおかずのメインとなる肉や魚介類の、栄養常識のウソ・ホントを知って、もっともっと健康に！

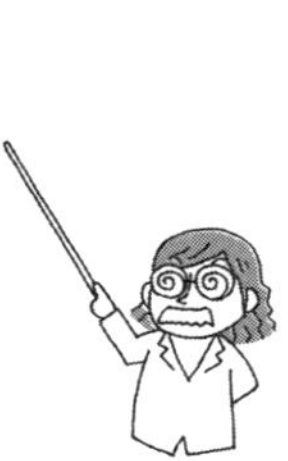

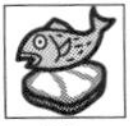

牛・豚・鶏肉…それぞれどんな栄養がある？

牛肉・豚の赤身、皮をのぞいた鶏肉は、いずれも脂質の少ないタンパク質のかたまりだ。ただし、それぞれの肉の栄養価にはかなりの違いがある。

まず、鉄分を多くとりたいときは、牛肉がおすすめだ。牛肉がほかの肉よりも赤い色をしているのは、鉄分をたっぷり含んでいるから。豚肉や鶏肉の3〜4倍もの鉄分を含んでいるので、貧血の予防・改善には、牛肉のなかでも赤身の部分を食べるのが正解である。

次に、ビタミンB_1を多く摂取したいときは、豚肉を選びたい。豚肉は、牛肉や鶏肉の10倍ものビタミンB_1を含んでいる。ビタミンB_1は、糖質（炭水化物）をエネルギーに変えるさいに必要なビタミンで、疲労回復に効果があることで知られている。

また、同じ脂身を食べるのなら、牛の脂よりも豚のほうがよいといわれている。豚肉の脂肪に含まれる飽和《ほうわ》脂肪酸の割合が、牛肉よりも低いためだ。飽和脂肪酸をとりすぎると、血中の悪玉コレステロールを増加させ、心筋梗塞のリスクを高めることになる。脂身を食べるのなら、牛よりも豚と覚えておこう。

最後に、ビタミンAをより多くとるには、牛や豚よりも鶏肉がおすすめ。ビタミンAは、皮膚や粘膜の健康を守るビタミンなので、感染症を予防してくれる。ビタミンAが皮膚や粘膜を保護し、ウイルスなどの外敵から身を守ってくれるというわけだ。

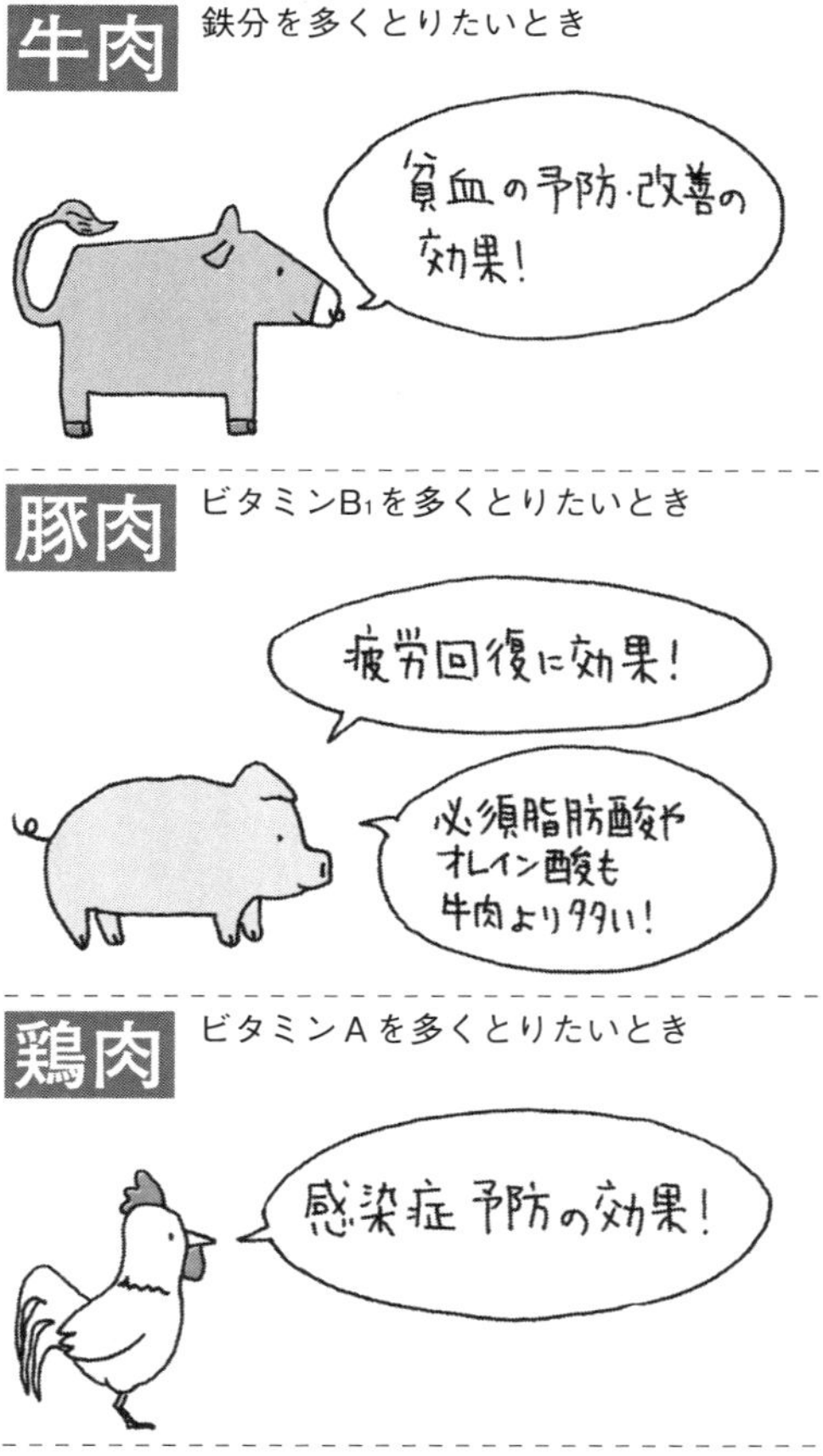
牛肉
鉄分を多くとりたいとき
貧血の予防・改善の効果！
豚肉
ビタミンB1を多くとりたいとき
疲労回復に効果！
必須脂肪酸やオレイン酸も牛肉より多い！
鶏肉
ビタミンAを多くとりたいとき
感染症予防の効果！

【肉の種類と栄養】

豚の脂身は、コレステロールを下げるって本当？

牛肉と豚肉の脂を比較すると、豚肉の脂のほうが体によいといわれる。前項で述べたように、飽和脂肪酸の割合が牛肉よりも低いうえ、血中コレステロール濃度を低下させる必須脂肪酸やオレイン酸が、牛肉よりも豊富に含まれているためだ。

豚の脂がコレステロール値にどのような影響を与えるかを調べたところ、10日間、動物性脂肪をすべて豚肉からとりつづけた被験者グループのコレステロール値は、たしかに下がったのである。

ただし、コレステロール値が下がったのは、豚肉とともに、植物性の油も摂取したグループの話。同じように10日間、豚肉だけを食べたが、植物性の油をとらなかったグループのコレステロール値は、逆に上がってしまったのである。

つまり、豚の脂身に含まれる必須脂肪酸やオレイン酸の働きによって、コレステロール値を下げることはできたが、結局はそれも適量を守る必要があるということだ。豚の脂身を食べることは悪いことではないが、食べすぎずに、ほかの食材からもバランスよく油を摂取することが大切だといえる。

魚は、なぜ肉より体によいといわれる？

「健康のためには、肉ばかり食べずに魚も食べたほうがよい」とよくいわれる。なぜ、魚は体によいとされるのだろうか？

魚には豊富に含まれているが、肉にはほとんど含まれない栄養素に、ビタミンＤがある。ビタミンＤはカルシウムの吸収をうながし、骨を丈夫にするビタミン。厚生労働省の国民健康・栄養調査によれば、日本人はビタミンＤの約４割を生魚からとっているという。このビタミンは、肉や野菜からはあまり摂取できない栄養素なので、魚からとるしかないのだ。

また、魚には、イコサペンタエン酸（ＩＰＡ）とドコサヘキサエン酸（ＤＨＡ）という優れた健康効果をしめす不飽和脂肪酸も含まれている。さらに、造血作用をもつビタミンB_{12}も豊富に含まれている。ビタミンB_{12}は、貧血や冷え性の予防に効果を発揮するビタミンだ。

では、同じ魚でも、白身魚と赤身魚に栄養の違いはあるかというと、白身魚のほうが脂肪が少ないため、カロリーは低い。ただ、脂肪が少ない分、ＩＰＡやＤＨＡなどの有用な脂肪酸も少なくなる。さらに、白身魚は血《ち》合肉《あいにく》が少ないため、鉄分も少なくなる。

というわけで、カロリーを低く抑えたければ白身魚がおすすめだが、有用な脂肪酸や鉄分をより多くとりたければ、赤身魚を選ぶのが正解ということになる。

天然魚と養殖魚では、栄養価は違う？

最近は、天然物と変わらないほど、質のよい養殖魚が増えているが、両者の栄養価には違いがあるのだろうか？

そこで、食品成分表の「魚介類」の項をみると、タンパク質やミネラル類の含有率では、両者にはほとんど違いがないことがわかる。

ただ一点、大きく違うのは、脂質の量である。マダイやヒラメの場合、養殖魚は天然魚にくらべて約2倍もの脂肪を蓄えているのだ。

それもそのはずで、養殖魚は、生《い》け簀《す》などの狭いエリア内で飼育されているため、広い海や川で育った天然魚とくらべると、運動量が少なくなる。また養殖魚は、成長を促すために、脂質を多く含んだエサを与えられている。運動は少なめ、食べているものは高カロリーとなれば、魚も人間同様、たっぷりと脂肪を蓄えることになるのだ。

また、タイやヒラメなど、プリプリとした歯ごたえを楽しむ魚は養殖物だと味が落ちるといわれるが、それも運動量の少なさに伴う欠点。養殖物は、天然物のように広い範囲を泳ぎ回っていないため、筋肉にしまりがなくなり、歯ごたえが乏しくなるというわけだ。

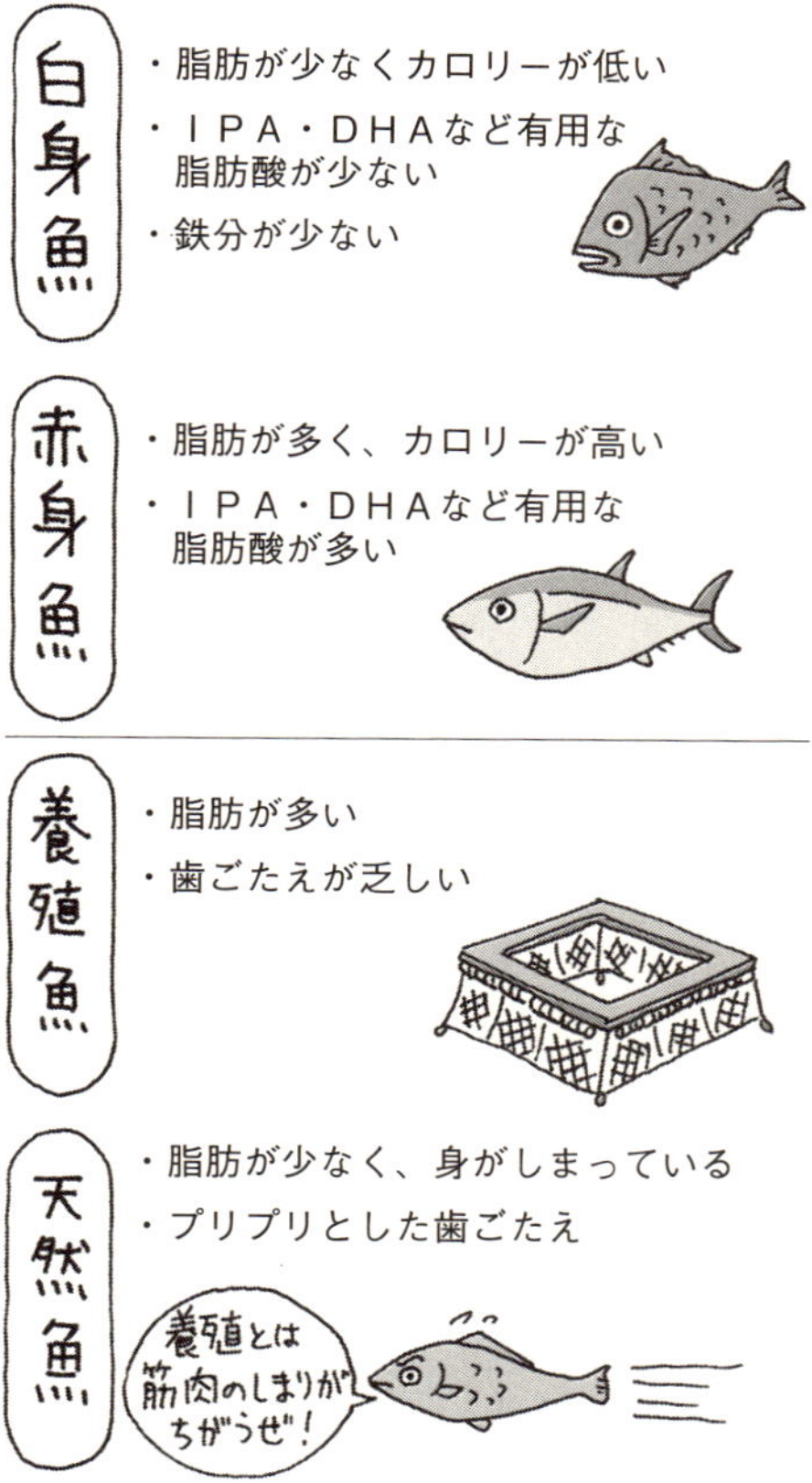

白身魚	・脂肪が少なくカロリーが低い ・IPA・DHAなど有用な脂肪酸が少ない ・鉄分が少ない
赤身魚	・脂肪が多く、カロリーが高い ・IPA・DHAなど有用な脂肪酸が多い
養殖魚	・脂肪が多い ・歯ごたえが乏しい
天然魚	・脂肪が少なく、身がしまっている ・プリプリとした歯ごたえ

【魚と栄養】

イカ、タコ、エビ、カニ…どんな栄養がある？

イカ、タコ、エビ、カニのような軟体《なんたい》動物や甲殻《こうかく》類には、どのような栄養が含まれているのだろうか？

軟体動物や甲殻類は、脂質が少ないのでカロリーは低い。そのいっぽうで、タンパク質、ビタミンE、亜鉛、銅、鉄、カリウム、コレステロールなどをたっぷりと含んでいる。

なかでも銅は、ほかの食品ではあまりとることのできないミネラル。脊椎動物は、体内の酸素の運搬役として鉄を使っているが、脊椎をもたない軟体動物や甲殻類は、鉄ではなく銅を利用している。銅は人間にとっても、活性酸素の働きを抑えたり、骨の形成を助けてくれる大事なミネラル。イカ、タコ、エビ、カニを食べれば、この貴重な栄養素を摂取できるというわけだ。

ただ、ひとつ気になるのは、これらの食材がコレステロールをたっぷりと含んでいる点である。ご存じのように、コレステロールは、血管壁に沈着《ちんちゃく》すると、動脈硬化の原因になる。

では、コレステロール値が気になる人は、軟体動物や甲殻類を食べないほうがよいかというと、そうとはいえない。これらの水産食品には、血中コレステロール濃度を下げるタウリンも多く含まれているからだ。だから、イカやタコを食べても、血中コレステロールはとくに上昇することがないので、食べすぎないかぎりＯＫだ。

サバに含まれるＤＨＡを効果的にとるコツは？

サバのような青魚に多く含まれている栄養素といえば、ドコサヘキサエン酸（ＤＨＡ）。不《ふ》飽《ほう》和《わ》脂肪酸のひとつで、「血液をサラサラにする」効果があるとして、近年注目を集めてきた。

とくにサバは、青魚のなかでもＤＨＡを多く含むが、じつは調理法によって摂取できるＤＨＡの量は大きく変化する。ＤＨＡを効果的に摂取するには、どのように調理したらいいのだろうか？

そのいちばんのコツは、加熱時間を短くすること。たとえば、サバの味噌煮を作るときも、長時間煮込んではいけない。サバの身を煮込めば煮込むほど、ＤＨＡは壊れ、失われていくのだ。

とはいえ、サバの味噌煮を短時間で作ると、身に味が十分にしみ込まない。そこで、ＤＨＡを残しながらおいしく煮るため、煮汁が冷たい状態から魚を入れて煮込むという方法をおすすめしたい。

水に酒、調味料を混ぜ、そこにサバを入れて火にかけると、まだ蒸発していないアルコール分が、身に味がしみ込むのを助けてくれる。短時間煮るだけで、身の中まで味がしみ込むうえ、ＤＨＡを壊すことなく摂取できるというわけだ。

イワシには、健康によいＩＰＡが、なぜ多い？

「イワシを食べると、血液がサラサラになる」といわれるのは、なぜだろうか？

イワシには、イコサペンタエン酸（ＩＰＡ）と呼ばれる油状の物質が含まれている。ＩＰＡには血液の凝固を防ぐ効果があるため、この物質を多く含むイワシを食べると「血液がサラサラになる」といわれるのだ。

イワシにＩＰＡが多く含まれているのは、イワシがプランクトンを食べるさい、ＩＰＡを効率よく摂取する器官を備えているからだ。イワシの口とエラの奥には、サイハと呼ばれるフィルターのような器官が備わっている。イワシはこの器官を使って、プランクトンから効率よくＩＰＡを摂取し、体内に蓄えているのだ。

そんなイワシから、ＩＰＡを効率よくとるには、刺身で食べるのがいちばんだ。イワシは手でも開くことができるので、頭とわたと背骨を取れば、簡単に刺身にできる。

また、加熱調理しても、イワシのＩＰＡの損失は1割以下とみられるので、フライや煮魚に調理してもいい。

また、イワシの小骨には、カルシウムがたっぷり含まれているので、煮魚にした場合は、少々の骨ならば取り除かずに、そのまま食べるのがおすすめだ。

カレイに含まれるコラーゲンは肌にいい？

カレイの調理法でもっとも一般的なのは、煮付けだろう。カレイの身は刺身で食べるにはかたいので、煮てやわらかくして食べる調理法がポピュラーになったのだ。

そのカレイの煮付けを作ると煮こごりができる。カレイの身には、タンパク質の一種であるコラーゲンが含まれているので、それが煮汁に溶け出して冷えて固まり、ゼリー状になるのだ。では、カレイに含まれるコラーゲンを食べると、どんな効果があるのだろうか？

現在、コラーゲンを多く含む健康食品が、関節の痛みをやわらげたり、肌のハリを保つなどとして売られているが、じっさいにはそのメカニズムはまだ十分に解明されていない。コラーゲンは体内でアミノ酸に分解されるので、コラーゲンが直接体に吸収されることはないと考えられてきたからだ。

ただし、近年の研究で、摂取したコラーゲンのすべてがアミノ酸に分解されるわけではなく、アミノ酸が２～３個結合したコラーゲンペプチドの状態で吸収されることがわかってきた。そしてこのコラーゲンペプチドには、皮膚のコラーゲンをつくる線《せん》維《い》芽《が》細胞を活性化する働きがあることが判明したという。

ただし、それもまだ試験管レベルの話であり、コラーゲンを摂取した人体でも、同じことが起きているかどうかはわかっていない。したがって、コラーゲン摂取が本当に肌のハリをもたらすかどうかは、依然として不明確、今後の研究が待たれるところだ。

貝は、種類によって栄養は違うの？

貝類はビタミンやミネラルの宝庫。ビタミンB群、タウリン、鉄、亜鉛、カリウムなどのよい補給源になる。では、貝の種類によって、含まれているビタミンやミネラルの量には、どのような違いがあるのだろうか？

まず、ビタミンB群や鉄、カルシウムをとりたければ、アサリやシジミといった小粒の貝がおすすめ。これらの汁物を食べるときは、水溶性のタウリン、ビタミン

B群、カリウムが汁の中に溶け出しているので、汁を残さずに飲むとよい。また、加熱調理をしても、身に鉄分が多く残っているので、シジミを食べるさいには、ちゃんと身を残さず食べたほうがよい。

いっぽう、カキ、ホタテ、アワビ、サザエといった大きな貝には、タンパク質やカリウムが多く含まれている。こちらも、熱を加えると水溶性のタウリンやカリウムなどが溶け出すので、汁物の汁は残さず飲むとよい。

また、ホタテ貝のバター焼きのように、汁が流れ出てしまう料理では、加熱しすぎに注意したい。

ワカメが健康にいいといわれるワケは?

出汁《だし》がとれる昆布にくらべると、うま味が少ないように感じるワカメ。どのような成分を含んでいるだろうか?

ワカメはその3分の1を食物繊維が占めており、食物繊維のかたまりのようなものである。食物繊維には水溶性と不溶性があるが、ワカメはアルギン酸という水溶性食物繊維と、セルロースという不溶性食物繊維の両方を含んでいる。ワカメを味噌汁にいれると、塩味がやや薄まる場合があるが、それもワカメの食物繊維が塩分を吸収しているからだ。

その食物繊維はさまざまな効用をもたらしてくれる。便秘を解消し、コレステロールを減らし、腸内善玉菌を増やすといった働きのほか、糖尿病などの生活習慣病の予防にも効果がある。「ワカメは体にいい」とよくいわれるが、そのいちばんの根拠は食物繊維を豊富に含むことにあるのだ。

なお、最近の研究で、ワカメは肥満の予防にも役立つことがわかってきている。ワカメには、中性脂肪を分解する肝臓の働きを助ける働きがあるというのだ。生活習慣病が気になる人は、味噌汁やサラダなどで、ワカメを積極的に食べるようにしたい。

7章 いろいろな【飲み物】、体にどう働くの？

水やお茶、コーヒー、ワインは、たんにノドの渇きを癒すものと思ったら大間違い。これらの飲み物、じつは私たちの体の中で立派な役割を果たしています。さて、その効果とは？

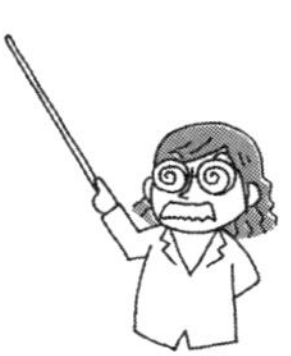

水は、体内でどんな働きをするのか？

人間は食べ物をとらなくても数週間は生きていられるが、水を飲まなければ数日間しか命を保てない。その意味で、水は「生命を維持するために、もっとも大切な物質」といえるだろう。

じっさい、人間の体の３分の２は水。液体の血液はその８割が水分だし、固体の皮膚、筋肉、臓器も、その約７割は水分だ。細胞の内部に、また組織間や体腔《たいこう》（臓器の隙間）などにも体液として蓄えられている。

では、水は体の中でどのような働きをしているのだろうか？

人体の中では、つねに化学反応が起こっている。食物を摂取してエネルギーに変換することは、すべて化学反応といえ、水はその化学反応の媒体《ばいたい》として不可欠な物質だ。さらに、体の隅々に栄養を届け、老廃物を運び出す役割も担っている。

１日に体から出ていく水は、約２５００mℓにもなる。尿が約１０００〜１５００mℓ、汗が約５５０mℓ、吐く息に含まれる水分が約３００mℓ。また、便にも１００〜２００mℓの水分が含まれる。

いっぽう、体に入ってくる水分はどうだろう。まず、食べ物に含まれる水分が約

１０００㎖。代謝水といって、体内で糖質、脂質、タンパク質がエネルギーになるときに生まれる水が約３００㎖。つまり、約１２００㎖は外から水分をとらないと、マイナスになってしまう。

お茶を食後に飲むのは、体にいい？

ご飯のあとにはお茶が欲しくなる、それが日本人というものだ。ところで、この習慣、栄養学的に理にかなっているのだろうか？

お茶には渋味がある。これは、タンニンという成分によるもの。このタンニンのなかで特定の構造をもつものをカテキンといい、お茶のタンニンのほとんどはカテキンだ。

じつはこのタンニン、鉄分の吸収を抑制する作用がある。タンニンが鉄分と結びつくとタンニン鉄となり、腸から吸収されにくくなってしまうのだ。だから、貧血気味の人は、食後のお茶は控えたほうがいいだろう。もし飲みたいなら、タンニンの作用の少ないほうじ茶をおすすめする。

いっぽう、お茶のタンニンのほとんどを占めるカテキンには、生活習慣病を予防する効果がある。

生活習慣病の原因として槍玉《やりだま》にあげられるコレステロールや中性脂肪、それらは消化のさいに胆汁《たんじゅう》に取り込まれ、脂肪分解酵素（リパーゼ）に分解されて吸収される。カテキンはこの作用を抑制し、コレステロールが胆汁に取り込まれないようにする。その結果、腸から吸収されにくくなるのだ。

また、カテキンには、コレステロールだけでなく、脂肪や糖質の吸収を抑える働きがあることもわかっている。「最近、お腹まわりが気になって……」という人は、食後に濃い～お茶をたっぷり飲む習慣をつけるといいだろう。

すべてのお茶にビタミンCが含まれている？

お茶は、ビタミン類を豊富に含む飲料として知られている。とくにビタミンCは、１００㎖あたり６㎎。これは、レモン約４分の１個分に相当する。

お茶を飲む量は人によって異なるが、たとえば１日にたっぷりめのお茶を10杯飲む人なら、ビタミンC摂取量は約１００㎎。これで成人が１日に必要とされる量を、ほぼまかなえる計算になる。

ちなみに、１日に10杯以上緑茶を飲む人は、３杯以下の人にくらべて胃がんになる確率が４割も低いという結果が、疫学調査で出ている。ビタミンCだけがその理由とは特定できないが、お茶ががん予防によいことはたしかなようだ。

ただし、お茶ならなんでもよいというわけではない。ほうじ茶、紅茶、ウーロン茶などには、ビタミンCはほとんど含まれていない。また、玉露《ぎょくろ》には煎茶の約3倍のビタミンCが含まれている。

また、お茶の葉に含まれるビタミンは、最初の1杯で約70%が抽出《ちゅうしゅつ》されてしまう。2杯目で20%。つまり3杯目以降は、文字どおり〝出がらし〟なのだ。ビタミンCを摂取するためには、茶葉をケチらずこまめに新しいものを使うことが必要だ。

さらに、ビタミンCは水溶性なので、体内に蓄えておくことができない。使われなかった分は、尿となって体外に出てしまう。だから「1本でレモン○個分」などという機能性飲料をガブ飲みしても持続的な効果は薄い。

ビタミンC摂取のためには、2〜3時間ごとに、新しい茶葉で入れた緑茶を、ちびりちびり飲む。つまり、日本古来のお茶の飲み方がいちばんいい、ということになる。

ウーロン茶は、なぜリラックス効果抜群？

ある種の物質は、脳に作用してリラックスをもたらす効果があることが知られている。ウーロン茶の香り成分も、そのひとつだ。

ウーロン茶の香りを嗅《か》いだときの脳波を測定したところ、アルファ波（α波）が発生していることが観測された。アルファ波は、脳がリラックスしたときに発生する脳波であり、ストレス解消や集中力の保持などの効果をもたらしてくれる。ウーロン茶のカフェイン量は、緑茶と同じ程度の0・02％。カフェインへの耐性にもよるが、睡眠前にウーロン茶で一服《いっぷく》することで、すっきりと深い眠りにつくことができる人もいるだろう。

ちなみに、ウーロン茶の香りをたっぷり楽しもうと思ったら、100℃の熱いお湯でいれることだ。ウーロン茶は、高い温度のほうが香り成分が溶けやすく、100℃でいれたときには、70℃でいれたときの約2倍の香り成分が抽出されることがわかっている。

もうひとつ、香りを楽しむコツがある。湯飲みにウーロン茶を注いだら、すぐに別の器に移すのだ。すると、湯飲みの内側に付着した香り成分のうち、よい香りの成分が先に揮発するので、より強い香りを楽しめる。中国では、このようにして香りを楽しむために、香り成分が付着しやすい「聞香杯《もんこうはい》」という専用の器がある。

【お茶の栄養と効果】

緑茶

・緑茶に含まれるカテキンには、コレステロールや脂肪、糖質の吸収を抑える働きがある

・緑茶 10 杯でビタミン C 摂取量は 100mg（成人が 1 日に必要とされる相当量）。茶葉をこまめに新しいものとかえるのがポイント

・1日に10杯以上緑茶を飲む人は、3 杯以下の人に比べて胃がんになる確率が 4 割低い

ウーロン茶

・香りが脳をリラックスさせ、ストレス解消・集中力保持などの効果をもたらす

・100℃の熱いお湯でいれると香りが増す

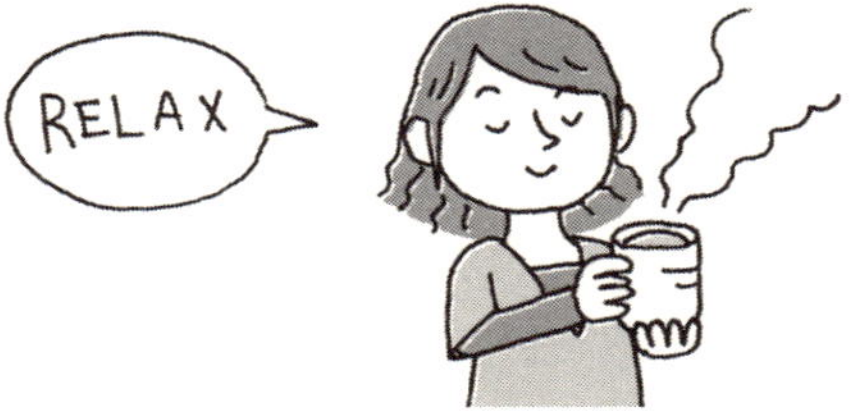

野菜ジュースは、野菜を食べた代わりになる?

現代人の食生活は「野菜」が不足しがち。そこで、〝１日分の野菜がこれ１本で〟などとうたった野菜ジュースが売られているわけだが、はたして本当に〝１日分の野菜〟の代わりになるのだろうか?

厚生労働省の指標によれば、健康な生活のために１日に必要な野菜摂取量は、３５０g以上。〝１日分の野菜がこれ１本〟の根拠となっているのは、この数字だ。

たしかに、そのような野菜ジュースは、３５０g程度の野菜をしぼってジュースにしているのだが、その栄養価は野菜として食べるときと同じではない。

市販の野菜ジュースは、原材料となる野菜を一度煮込んで濃縮。さらにそれに水分を加えてもとに戻している。この「濃縮還元《かんげん》」過程で、さまざまな成分が取り除かれてしまうのだ。

まず、ポリフェノールなどの微量成分（ファイトケミカル）。これは、苦味や渋味の原因となるので除去されている。市販の野菜ジュースが〝飲みやすい〟のはそのためだ。また、食物繊維も３分の１程度に減ってしまう。

さらに、熱処理の過程で熱に弱い成分は失われてしまう。代表的なものがビタミンCで、熱処理した野菜ジュースでは、生野菜の10分の1程度になっている。

結論からいえば、野菜ジュースは野菜の代わりにはならない。あくまで補助食品と考え、野菜不足は野菜を食べて解消しよう。

コーヒー・紅茶には、ミルクを入れるべき?

日本人の食習慣は、いまや欧米人とほとんど変わらない。食後には、なにはともあれコーヒーを飲まないと落ち着かない、という人も少なくないのでは?

たしかに、コーヒーは口の中の脂分を洗い流して、さっぱりとさせてくれる。しかし、この習慣、栄養面ではどうなのだろう。

コーヒーや紅茶には、シュウ酸という成分が含まれ、そのシュウ酸には、カルシウムや鉄分などのミネラルと結びつきやすい性質がある。

つまり、食後すぐにコーヒーや紅茶を飲むと、カルシウムや鉄分が吸収される前にシュウ酸と結びついてしまい、腸から吸収されにくくなってしまうのだ。

それだけではない。シュウ酸が体内に入ると、唾液《だえき》の中のカルシウムや体内のカルシウムと結びついて、シュウ酸カルシウムの結晶をつくることがある。じつは、それが尿路結石《にょうろけつせき》の正体であり、シュウ酸のとりすぎは尿路結石の原因となる。

そこで、食後のコーヒーはブラックではなく、ミルク入りをおすすめする。そうすれば、コーヒーに含まれるシュウ酸は、体内に入る前にミルクに含まれるカルシウムと結びつくので、体内のカルシウムを結晶化しなくなる。しかも、ミルクを多めに入れると、シュウ酸と結びつかなかったミルクのカルシウムを吸収することができ、カルシウム不足の予防になる。

ちなみに、シュウ酸はほうれん草、タケノコ、ニンジン、バナナなどにも含まれている。

牛乳を飲めば、骨は本当に丈夫になる？

牛乳は〝完全栄養食品〟といわれている。カルシウムはもちろんのこと、タンパク質、脂質、カリウム、ビタミンA、ビタミンD、ビタミンB_2、ビタミンB_{12}などを豊富に含んでいる。しかも、それらの成分が〝良質〟であることも、重要なポイントだ。

たとえば、牛乳のタンパク質には、体内で合成されない必須アミノ酸を含む19種類のアミノ酸がバランスよく含まれている。

また、牛乳のカルシウムは吸収率が高い。これはタンパク質や乳糖の働きによるもので、コップ1杯（200㎖）の牛乳で、1日に必要なカルシウムの約3分の1をとることができるのだ。

では、毎日牛乳を飲んでいれば、骨が丈夫になるのだろうか？

残念ながら、そうはいかない。たとえば、欧米人は日本人よりも牛乳をたくさん飲んでいて、アメリカ人のカルシウム摂取量は、日本人の約1・7倍というデータもある。

ところが、骨折する率は、アメリカ人のほうが断然高い。骨粗しょう症のなかでもっとも深刻といわれる「大腿骨頸部骨折」は、日本人の2・5倍にものぼるのだ。

骨を丈夫にするには、ただカルシウムを多くとればよいというわけではなく、ほかにも大切な栄養素がある。

たとえば、ビタミンDには、カルシウムの腸管からの吸収を高める作用がある。青魚、レバー、干しシイタケなどに含まれているビタミンDといっしょにとることで、カルシウムの吸収率は20倍にもなる。

また、大豆などに含まれるイソフラボンには、骨の分解を抑える働きがあるし、納豆や緑黄色野菜に含まれるビタミンKには、骨量の減少を防ぐ働きがある。

牛乳に加え、和食中心の食習慣を保つことが、骨のためにはよいようだ。

豆乳は、本当に体にいいの？

最近は、シアトル系のカフェにも「ソイ・ラテ」などというメニューがある。動物性のミルクの代わりに、豆乳を使った飲料だ。健康志向の高い欧米、とくにアメリカでよく飲まれている。

豆乳には約２％の脂肪が含まれるが、その脂肪は植物性なのでコレステロールを含まない。そればかりでなく、コレステロール値を下げる効果ももっている。

豆乳は、リノール酸、オレイン酸などの不飽和脂肪酸を多く含み、それらにはいわゆる悪玉コレステロール（ＬＤＬコレステロール）を減らす性質があるからだ。その効果は、コレステロール値が高い人ほどはっきりあらわれるので、動脈硬化の予防に効果的だ。

動脈硬化とは、動物性脂肪をとりすぎて、血管にコレステロールが付着した状態。ほうっておくと心筋梗塞《こうそく》や脳出血など、死に直結する深刻な疾患につながることがある。アメリカ人ばかりでなく、コレステロールが気になる人は、ぜひ豆乳がおすすめだ。

【体にいい飲み方】

コーヒー・紅茶

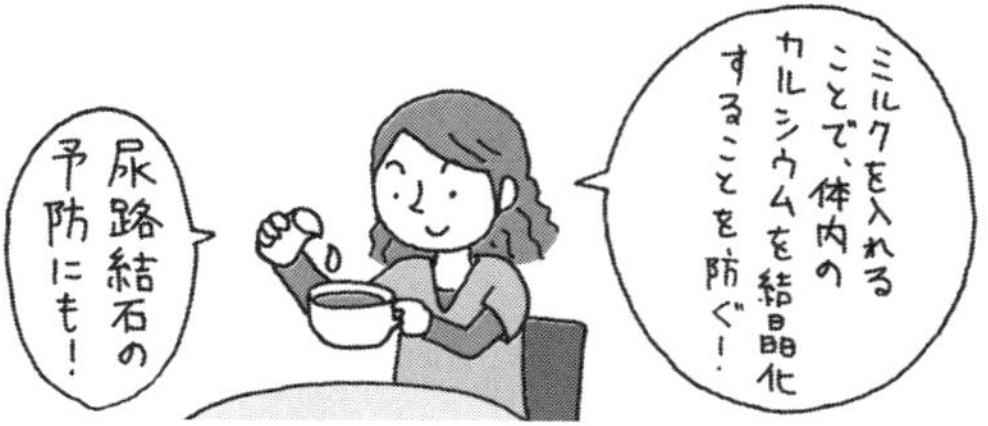
ミルクを入れることで、体内のカルシウムを結晶化することを防ぐ！
尿路結石の予防にも！

牛乳

青魚、レバー、干しシイタケなどに含まれているビタミンDといっしょにとる

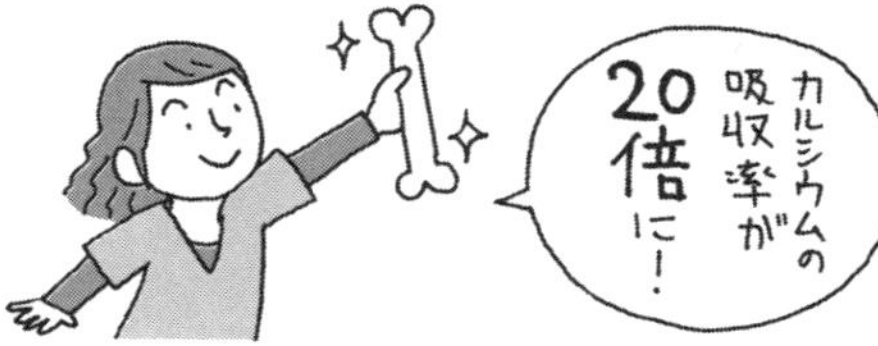
カルシウムの吸収率が20倍に！

豆乳

カフェオレをソイラテに、豆乳を使ってシチューを作るなど、調理法で工夫

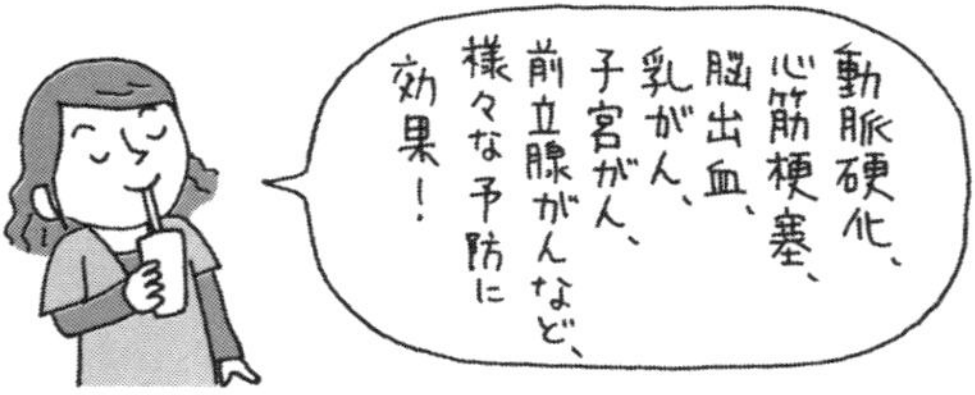

赤ワインで生活習慣病を予防できる？

ヨーロッパでは心臓病による死亡率が高い。肉食を好むため、動物性脂肪をとりすぎて、コレステロール値が高くなりがちなためとみられている。その推論を裏付けるように、フィンランド、アイルランドなど、乳脂肪消費量が多い国ほど、心臓病死亡率は高くなっている。

ところが、フランスだけは例外。乳脂肪消費量が多いのに、なぜか心臓病死亡率は低い。これが、栄養学上の「フレンチ・パラドックス」だ。

いったい、なぜなのか？　フランス人といえば、ワイン好き。もしかしてワインが関係しているのではないか――そうした推論から、赤ワインに含まれるポリフェノールが、脚光を浴びるようになった。

その後の研究で、ポリフェノールは動物性脂肪のとりすぎによる心臓病の予防に有効なことがわかっている。ただし、ポリフェノールがコレステロール値を下げるというと、厳密には間違いになる。

ポリフェノールは、女性ホルモンであるエストロゲン受容体と結びついて、血管内皮細胞から一酸化窒素を発生させる。この一酸化窒素が血管を弛緩《しかん》させて、血液の流れをよくする。その結果、動脈硬化を防ぐ効果がある、というわけだ。

そのような理由で、赤ワインを適度に飲むことは、生活習慣病の予防にはよい習慣。しかし、飲みすぎがよくないのはもちろんのことだ。

アミノ酸ドリンクは、何が体にいいの？

機能性飲料には「アミノ酸配合」を謳《うた》うものも多い。たしかに、「必須アミノ酸配合」などといわれると、健康によさそうな気にさせられるが、そもそもアミノ酸は、どのように体によいのだろうか？

アミノ酸は、タンパク質の構成要素。アミノ酸の分子が少数結合したものがペプチドであり、たくさん連なるとタンパク質になる。人間の体の約20％はタンパク質でできていて、それを構成するアミノ酸はわずか20種類。それが、さまざまな順番で数珠《じゅず》のようにつながることで、数十万種類といわれるタンパク質をつくりだしている。

動物の体のタンパク質を構成するアミノ酸も、アミノ酸ドリンクに含まれるアミノ酸も、基本的には同じものだ。ただし、動物の肉を食べて摂取するアミノ酸は、肉などのタンパク質を酵素で分解して小腸から吸収している。いっぽう、ドリンク類のアミノ酸は、あらかじめひとつずつのアミノ酸に分解されているので、ずっと吸収しやすくなっている。

また、各種のアミノ酸には、それぞれの役割がある。筋肉を増強させるもの、疲労を回復させるもの、肌をきれいにするもの、脂肪を燃焼させるもの、脳内の神経伝達物質の材料となり精神機能を安定に保つものなどだ。だから、ひとくちにアミノ酸ドリンクといっても、含まれているアミノ酸は異なるので、機能を期待するなら、よく選んで飲もう。

8章
体の不調を改善する、あなたに必要な栄養素は？

風邪をひきやすい、眠れない、疲れやすい…。その不調の原因は、栄養バランスの偏りからきているのかも。足りないものは何なのか？何を食べたら改善されるのでしょうか？

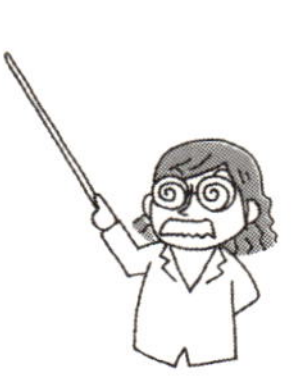

免疫力を高めたいときは？

風邪がはやったとき、真っ先にひく人がいれば、最後までひかない人もいる。同じようにウイルスに接しても、人によって免疫力《めんえき》が違うためだ。

免疫のメカニズムで重要な役割を果たしているのが、活性酸素。体内に侵入してきたウイルスなどを、強力な酸化力によって除去する働きをする。ところが、この免疫機能が正常に働かないと、活性酸素が過剰に発生して、正常な細胞を攻撃してがん化させたり、脂肪を酸化させて老化・血栓《けっせん》の原因となる過酸化脂質をつくりだすなど、いろいろな悪さをするのだ。

そんなときに活躍するのが、抗酸化食品で、体内に過剰に生じた活性酸素を掃除してくれる。

たとえば、ビタミンAは粘膜《ねんまく》や皮膚の新陳代謝を活発にして、正常な状態を維持する。ビタミンCは強い抗酸化力で細胞を強化する。ビタミンEは血行をよくし、過酸化脂質の生成を抑える。これら3つの抗酸化ビタミンをまとめて「ビタミンACE（エース）」と呼んでいる。

このほか、ポリフェノールや、ベータカロテン、フラボノイドなどのファイトケミカルにも、抗酸化作用があるとみられている。

こうして並べてみると、どれもよく聞く名前ばかり。要は、バランスよく、栄養のあるものを食べて、十分に休養を取る。それが風邪を遠ざけるいちばんの近道といえる。

ストレスに強くなる栄養素は？

現代人にストレスはつきもの。このストレス、我慢してやりすごせばいいと思っていると、たいへんなことになりがちだ。

神経症やうつ病などの神経系疾患はもちろんのこと、自律神経のバランスがくずれて血管の収縮が促《うなが》され、循環器系の疾患を引き起こすこともある。免疫力が弱まってアレルギー疾患になるかもしれない。胃潰瘍《いかいよう》や高血圧、さらにはがんの発生率も高くなる。

ストレスは、心だけでなく、身体にもさまざまな悪影響を及ぼすのだ。

ストレスを取り除くには、その原因を除去するのがいちばんだが、ストレスを感じるたびに会社を辞めるわけにはいかない。「ストレスなんかに負けたくない！」と思っている人も多いだろう。

そんな人は、ビタミンCとカルシウムを意識してとることをおすすめする。

ストレスを感じると、体はアドレナリンを分泌して、血圧を下げ、血中の糖分を増やそうとする。そのアドレナリンの生成には、ビタミンCを大量に消費する。だから、ストレスを感じると、体内にビタミンCが不足しがちになり、補給しないと、うまくストレスを解消できない、ということになる。

また、カルシウムも、精神や感情をコントロールするうえで、大切な物質だ。血中のカルシウム濃度が低くなると、イライラしたり不安を感じやすくなる。逆にいえば、ストレスでイライラしているときは、カルシウムをとることで、それをコントロールできるのだ。

このほか、ビタミンB群やマグネシウム、タンパク質も、ストレスの緩和《かんわ》に効果がある。

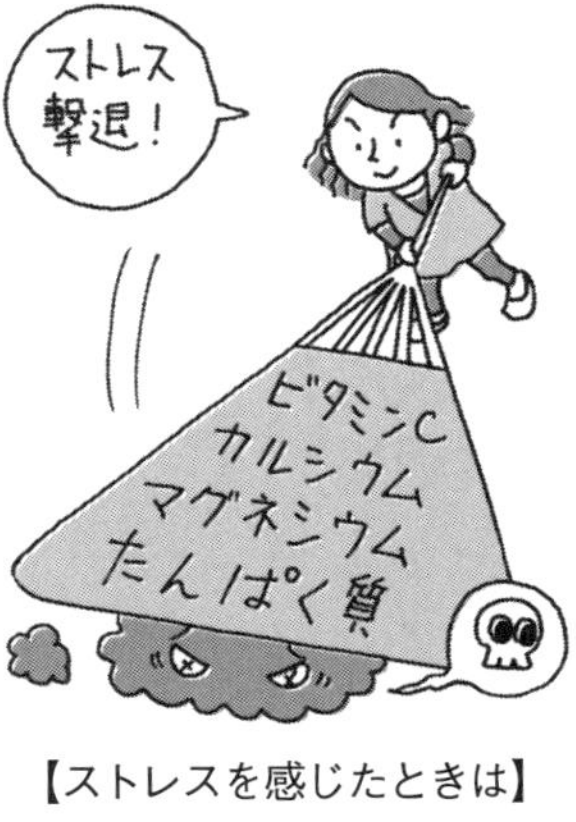

【ストレスを感じたときは】

眠れないときには、何を食べる？

不眠には、いろいろな原因がある。不安、ストレス、うつ病、時差ぼけなど。おもに精神的な要因から、体内時計のリズムがくずれてしまうのが、不眠のメカニズムだ。とくに、夜ふかし、朝寝坊など不規則な生活をしていると、体内時計のリズムがくずれやすくなる。

不眠を防ぐには、規則正しい生活を心がけるのはもちろんのことだが、食生活にもちゃんと意識を向けたい。

睡眠を促すのは、メラトニンというホルモンだ。

脳の松果《しょうか》体からメラトニンが分泌されると、人は心地よく眠りに落ちる。このメラトニンの分泌を促すのがセロトニンという脳内物質で、その材料となるのが、トリプトファンというアミノ酸だ。

つまり、このトリプトファンを意識して摂取することが、不眠になりにくい食習慣ということになる。トリプトファンは、牛乳、赤身肉、レバー、バナナ、チーズ、アーモンドなどのナッツ類などに含まれている。幅広い食物に含まれているので、バランスよい食生活を心がければ、自然に必要量をとることができる。

また、セロトニンの合成には、トリプトファンのほかにもうひとつ、重要な役割を果たしている物質がある。ビタミンB_6だ。トリプトファンとビタミンB_6の合成によって、セロトニンが形成される。

「近頃なんとなく寝つきがわるい」――そう思ったら、睡眠前にバナナと牛乳をとるとよい。いっぽう、アルコールを飲むと、寝つきはよくなるが、メラトニンの成分に必要なビタミンB_6やマグネシウムを消費してしまうので、かえって眠りが浅くなることがある。

疲れやすいと感じたら?

肉体的に「疲れた……」と感じるのは、筋肉に乳酸がたまっているときである。乳酸は、疲労物質ともいわれ、糖がエネルギーに変わるときに生み出される物質。通常、血液によって運び出されるが、循環がうまくいかずに筋肉に残ってしまうと、筋肉の動きを阻害《そがい》する。つまり、体がだるく感じられ、疲れとなってあらわれるのだ。

この、筋肉にたまった乳酸を分解するために大切な役割を果たすのが、クエン酸だ。食物から摂取した栄養素をエネルギーに変える代謝機能を高め、乳酸を分解してくれる。

クエン酸は、酢、レモン、梅干しなどに含まれていて、摂取すると疲労回復が早まることがわかっている。スポーツ選手が運動後にレモンを口にするのも、この効果を期待してのことだ。

もうひとつ、スポーツ選手の疲労回復の特効薬に、ニンニク注射がある。ニンニク注射といっても、すりおろしたニンニクを注射するわけではない。点滴に含まれる硫《りゅう》化《か》アリルにニンニク臭があることから、この名で呼ばれているだけで、おもな成分はビタミンB_1だ。

ビタミンB_1も、糖がエネルギーへと変わる過程で重要な役割を果たす。つまり、ビタミンB_1とクエン酸をいっしょにとれば、エネルギーを生み出す回路が順調に回り出すことになる。ビタミンB_1は、豚肉、大豆、ウナギなどに多く含まれている。

血液をサラサラにする食品は？

ドロドロの血液は体に悪い——といわれても、自分の血液がサラサラかドロドロかを確かめるのは難しい。目安として、肩がこりやすい、手足が冷える、肌がくすんでいる、顔色が青いなどの症状があれば、疑ってみる必要がある。さらに、外食が多く、脂っこいものが好き、睡眠不足、ストレスが多いなどの生活習慣があるなら、ますます要注意だ。

血液をサラサラに保つためには、肉中心の脂っこい食事を控え、動物性脂肪をなるべく魚からとるようにしたい。サバやイワシなどの青魚に含まれるＤＨＡ（ドコサヘキサエン酸）やＩＰＡ（イコサペンタエン酸）などの不飽和《ふほうわ》脂肪酸には血液サラサラ効果がある。とくにＩＰＡには、血栓《けっせん》を溶かして血管を広くする働きがあるので、脳梗塞《のうこうそく》や心筋梗塞の予防に効果的だ。

また、食物繊維を含む野菜も積極的にとるようにしよう。食物繊維が、腸内でコレステロールを吸着して排出するので、血液をサラサラにするだけでなく、野菜に含まれるビタミンやミネラルが細胞を活性化してくれる。

このほか、大豆に含まれるサポニンやニンニク、ネギに含まれるアリシンなどにも血液サラサラ効果がある。また、納豆に含まれるナットウキナーゼという酵素にも、血栓を溶かしてサラサラにする効果がある。

老化を防止する食品は？

どうせ年をとるなら、カッコいいおじいさん、かわいいおばあさんになりたい、という人は多い。しかし、本音をいえば年はとりたくない、ということだろう。

アンチ・エイジング（老化防止、抗加齢）のいちばんのポイントは、活性酸素をどう抑え込むかにある。

呼吸で取り込んだ空気中の酸素のうち、約2％が酸化力の強い活性酸素になる。活性酸素は、免疫システムで重要な役割を果たしていて、体外から侵入した細菌などの病原体を強い酸化力で酸化してしまう。しかし、その酸化力が力あまって、自ら体内の脂質やタンパク質まで酸化させてしまうのだ。そうした活性酸素がもたらす悪影響は、しばしば〝サビ〟にたとえられる。

この〝サビ〟を落とす働きをするのが、ビタミンEやビタミンC、ベータカロテンなどの抗酸化ビタミンだ。

ビタミンEは、アーモンド、落花生、イクラ、玄米などに含まれ、強い抗酸化作用をもつ。ビタミンCは、イチゴなどの果物、キャベツ、小松菜などの野菜に含まれ、コラーゲンの生成に関与して美肌にも効果がある。ベータカロテンは、ニンジン、ほうれん草、ニラなどに含まれ、悪玉コレステロールを減少させる。いずれも、栄養面からのアンチ・エイジングに欠かせない物質だ。

便秘を解消する食品は？

2〜3日便通がないからといって、「これって便秘？」と悩むことはない。医学的には便通が「週に3回未満」の状態が慢性的につづくこと、排便に困難または苦痛を伴うことが、便秘の要件になる。

便秘には2つの種類があり、対策が異なるので注意が必要だ。ひとつは「弛緩《しかん》性便秘」で、大腸の筋肉の緊張が低下することで起こる。運動不足、ストレス、神経障害、生活リズムの乱れ、食物繊維不足など、さまざまな要因が重なっていることが多い。

対策としては、食物繊維を多くとること。食物繊維は、ブロッコリー、ゴボウ、

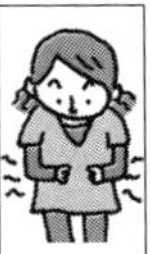

	弛緩性便秘	けいれん性便秘
	大腸の筋肉の緊張の低下による	腸がけいれんをおこして収縮し、便が通りにくくなる
原因	運動不足 ストレス 食物繊維不足	ストレス
解消法	食物繊維をとる	辛いもの、カフェイン、アルコールを控える

【便秘とその解消法】

サツマイモなどのほかに、切り干しダイコン、カンピョウなどの乾物類、エンドウ、インゲンなどの豆類、寒天、ヒジキなどの海藻類にも多く含まれる。

また、イモ類、カボチャ、バナナなど、ガスが発生しやすい食品をとると、ガスが腸を刺激して、排便活動が活発になる。

しかし、もうひとつの「けいれん性便秘」の場合はまったく逆。食物繊維、ガスが発生する食品はかえって控える必要がある。

「けいれん性便秘」とは、ストレスから腸がけいれんを起こして収縮し、内容物が通りにくくなっている状態。この場合は、過敏になっている腸を刺激しないように、辛いもの、炭酸、カフェイン、アルコールなどの刺激物を避けることが必要だ。

腸内環境を整える食品は?

「近頃、口臭・体臭が気になる」「肌が荒れぎみ」——そんな人は、腸内環境が悪化しているのかもしれない。

大腸には約100兆個、100~300種類の細菌がびっしりと敷き詰められている。これを腸内フローラ(花畑)という。

細菌には、善玉菌と悪玉菌、そして日和見菌《ひよりみ》がある。善玉菌は、消化を助けたり、免疫力を高めたり、ビタミンを合成するなど、人体に有用な活動をしてくれる。いっぽう悪玉菌は、タンパク質を分解して有害物質を生み出したり、ときには、発がん物質を生成することもある。日和見菌は、ふだんはおとなしくてとくに有用でも有害でもないのだが、悪玉菌が増えると、有害な働きをしはじめる。

腸の中で、善玉菌であるビフィズス菌やラクトバチルス菌などが優勢であれば、ぜん動が活発で水分をよく吸収するので、便通はスムーズだ。

しかし、悪玉菌であるウェルシュ菌やブドウ球菌が増殖すると、有害物質がたまって腸内で腐敗が進み、血液やリンパ液にまで影響を及ぼす。そうすると、便秘・下痢だけでなく、便やおならが臭くなり、さらには口臭・体臭も悪化。また、免疫力が落ちるので、風邪をひきやすくなるなど、体調全般に悪影響を及ぼしてしまう。

腸内環境を整えるには、食物繊維をしっかりとって有害物質を排出するだけでなく、納豆、味噌、しょうゆ、漬物など、発酵食品を多くとるように心がけるとよい。

肝臓が気になる人には？

「口数の少ない人ほど怒るとコワい」という法則は、臓器にも当てはまる。「沈黙の臓器」といわれる肝臓は、状態が悪くなってもなかなか自覚症状があらわれず、気がついたときには病状がかなり進行してしまっている、という事態になりやすい。

肝臓は、栄養分の貯蔵、胆汁《たんじゅう》の分泌、アルコールの分解など、さまざまな仕事をこなす有能な社員のようなもの。定期的に検査をするなどのケアをしながら、気をつけて使わないと、オーバーワークになってしまいかねない。

たとえば、二日酔いも肝臓のオーバーワークのひとつ。アルコールを摂取すると、肝臓でアセトアルデヒドという有害物質に変えられ、さらに水と二酸化炭素に分解される。このアセトアルデヒドの分解が追いつかない状態が、二日酔いだ。アルコールの飲みすぎは、肝臓に過大な負担をかけることになる。

肝臓を大切にするためには、暴飲暴食を控えることはもちろんだが、なによりもバランスのよい食事が大切。必須アミノ酸を含んだ良質なタンパク質と、ビタミン、ミネラルを豊富にとるよう心がけよう。

とくに、納豆や高野豆腐に含まれる大豆サポニンは、過酸化脂質の生成を抑え、肝臓の負担を軽くしてくれる。牛乳やレバーに含まれるメチオニンは、肝機能を強化し、解毒作用を活性化する。また、ウコンに含まれるクルクミンは、強力な抗酸化作用で肝臓の機能を強化してくれる。

お酒を飲むときは、つまみは豆腐やレバーなど肝臓によいものを。

血糖値を下げたい人には?

血糖値とは、血液中のブドウ糖の濃度のこと。この値が一定に保たれていないと、腎機能の低下、神経系の異常などの症状があらわれる。それが糖尿病だ。糖尿病の恐ろしいところは、放っておくと動脈硬化、脳卒中、心筋梗塞などの合併症を引き起こすことだ。

血糖値を一定に保つのは、膵臓《すいぞう》から分泌されるインスリンというホルモンの働き。このインスリンが不足したりうまく機能しなくなると、血糖値が上がったままになってしまう。血糖値が高めの人は、上がらないように心がける必要がある。

食生活で気をつけることは、いくつかある。よくいわれるように、「カロリーをとりすぎない」「栄養バランスのよい献立を心がける」「塩分を控える」「食物繊維をたっぷりとる」などなど。

では、血糖値がすでに高めの人は、どんな食品をとったらよいのだろうか。

血糖値を下げるといわれる食材はいくつかある。たとえば、キクイモ。イモと名がつくが、キク科の多年草で、イヌリンという食物繊維を含んでいる。このイヌリンに血糖値の上昇を防ぐ働きがあることが知られていて、欧米では古くから糖尿病患者用の食事に利用されている。イヌリンは、ニンニクやチコリーなどにも含まれている。

眼が疲れている人には?

毎日の仕事にパソコンが欠かせない現代人。むろん、長時間モニターを見つづけていると、眼精疲労の原因になる。目がチカチカしたり、かすんだりするだけでなく、頭痛や肩こりを併発することにもなるので、要注意だ。

眼精疲労には、ビタミンAまたはベータカロテンが効果があることは、昔から知られている。ちなみに、ビタミンAは、牛乳、バター、レバーなど動物性の食品に多く含まれる。ベータカロテンは、ほうれん草、小松菜、春菊などの野菜類に含まれ、体内で必要に応じてビタミンAに変換される。

もうひとつ、最近、目によいと注目されている成分に、アントシアニンがある。ものを見るとき、水晶体を通った光が網膜《もうまく》で像を結ぶ。網膜にはロドプシンという色素があり、それが光の刺激で分解と再合成を繰り返して、脳に信号を送っている。目が疲れてくると、このロドプシンの再合成が追いつかなくなるが、アントシアニンには、その再合成を促進する働きがあるのだ。

アントシアニンは、ブルーベリーや赤じそ、ブドウなど、紫色の野菜や果実に多く含まれている。即効性があり、摂取して4時間後には視力回復の効果がみられるが、24時間後には消滅するとみられている。仕事で目を酷使《こくし》する人は、毎日、継続的に摂取するといいだろう。

体脂肪を減らしたい人には？

そもそも、体脂肪は少ないほどよい、というわけではない。体脂肪は、体温を維持したり、内臓を守るクッションの役割をするなど、適度になければ困るものなのだ。では、適度とはどのくらいかというと、男性で18％、女性で23％といわれる。

体脂肪はさまざまな物質を分泌していて、なかには生活習慣病に関連するものも多い。たとえば、ＰＡＩ-１は血栓の形成に、ＴＮＦαは糖尿病に、アディポネクチンは動脈硬化に、それぞれ関係していて、つまり、体脂肪率が高いと、それだけ病気のリスクも高くなるというのも事実なのだ。

では、体脂肪の高い人は、どんな食事を心がけたらよいのだろうか。

残念ながら、これを食べれば体脂肪が減る、という食品はない。体脂肪は余分なカロリーを摂取したときに蓄えられるのだから、カロリーを抑え、それでも必要な栄養分を摂取できるように、バランスのとれた食事を心がけることが、唯一の方法になる。

それでも、食べ方にコツはある。夜寝る前の食事は脂肪となってたまりやすいので、就寝前3時間は食べない。夕食よりも昼食、昼食よりも朝食を多めにする。甘いものが食べたかったら午後3時に。この時間が、BMAL1というタンパク質の働きで、もっとも脂肪になりにくい。

筋肉をつけたい人には?

適度に筋肉をつけると、基礎代謝を高めることになる。つまり、なにもしないでも消費するカロリーが増えるので、ダイエット効果が上がることになる。では、筋肉をつけるには、どうしたらよいのだろうか?

筋肉の材料となるのは、もちろんタンパク質。ではタンパク質をたくさんとれば筋肉が増えるのか、というとそんなことはない。摂取したタンパク質は、糖分や脂肪になってエネルギーとして使われるほか、余った分は体脂肪になってしまう。

タンパク質を筋肉にするには、タイミングが大切だ。運動をすると、筋肉組織が破壊される。すると、それを修復するように新しい筋肉組織が形成される。そのタイミングで補給された、タンパク質は筋肉の補強に使われる。運動をした後、30分以内が理想的だ。

もうひとつのポイントは、糖質だ。糖質をとることで、血糖値が上昇し、インスリンが分泌される。そのインスリンにはタンパク質の合成を促進する作用があるのだ。

つまり、運動の直後に、糖質とタンパク質。たとえば、バナナと牛乳などをとるのがおすすめだ。

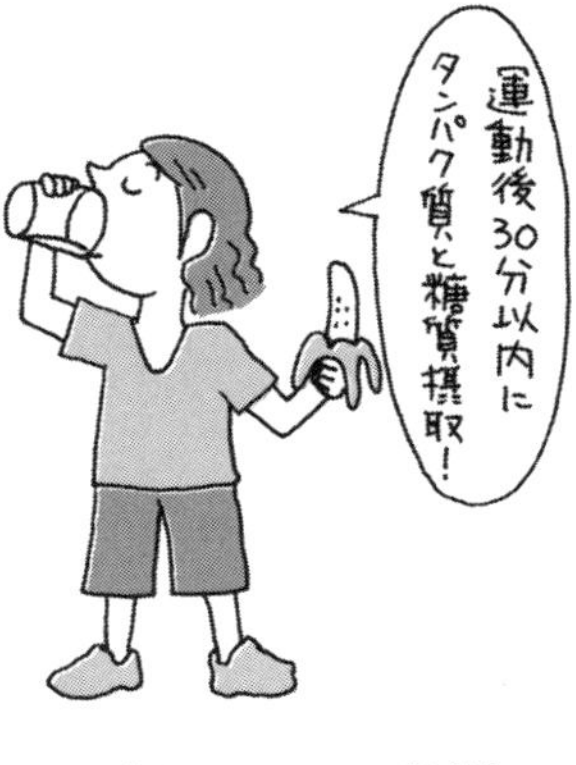

【筋肉をつける栄養】

肌がカサつく人には?

遠目でみるよりも、近くでみたほうが若くみえる人もいる。反対に老《ふ》けてみえる人もいる。違いは何かといえば、たいていは〝肌〟の状態だ。

肌の組織は、およそ4～6週間のサイクルで生まれ変わっている。表皮のいちばん下にある基底《きてい》細胞が分裂して新しい細胞が生まれると、徐々に表面に移動。やがて、表面の角質層から〝あか〟となって剝《は》がれ落ちる。これが、いわゆるターンオーバーだ。

このターンオーバーが活発におこなわれないと、皮膚は老化してカサつきがはじまる。さらには、シワやたるみ、くすみにつながるので油断できない。

肌の老化防止に欠かせないのは、4種のビタミンだ。

まず、ビタミンAは、皮脂腺や汗腺の働きを高め、肌に潤《うるお》いを与える。緑黄色野菜やレバーなどに含まれる。

ビタミンB群は、ターンオーバーを促進して、肌にハリと弾力を与える。青魚や菜の花、ブロッコリーなどに含まれる。

ビタミンCは、コラーゲンの生成を助けて、肌をみずみずしく保つ。コラーゲンは細胞どうしをつなぐ高分子タンパク質で、肌だけでなく、筋肉、内臓、骨、関節などあらゆる組織に含まれている。

ビタミンEは、血行をよくして新陳代謝を促進する、いわゆる老化に効くといわれるビタミンだ。アーモンドやカボチャなどに含まれる。

肌のカサつきが気になりだしたら、これらのビタミンをたっぷりとれる献立を意識しよう。

冷え性を改善する食品は？

西洋医学に「冷え性」という病名はない。手足の末端《まったん》が冷たくなるのは、自律神経の乱れや、内臓、血管、心筋の失調などが原因で、血管が収縮することによって生じる〝症状〟だからだ。「セキが出る」という症状はあっても、「セキ」という病名がないのと、同じことだ。

それもあって、冷え性の予防食とされるものには、東洋医学の知見《ちけん》を根拠とするものが多い。東洋医学では古来、食べ物にも陰と陽があるとされてきた。陰性の食材は体を冷やすので夏に食べるとよく、逆に、陽性の食材は体を温めるので冷え性に効くとされる。

陽性の食べ物には、ニンジン、ゴボウ、ネギ、タマネギ、カブ、ショウガ、カボチャ、シソ、ニンニク、唐辛子などがある。概して、土の中にできるものは、陽性に分類される。

それらのなかには、西洋医学的な根拠があるものもある。たとえば、唐辛子をたっぷり効かせた辛い料理を食べると体がぽかぽか温まるが、それはスパイスの刺激が体内の褐色《かっしょく》脂肪細胞を刺激するからと考えられている。

高血圧に効果のある食品は?

欧米の食事にくらべて日本食は健康によいと考えられているが、じつは落とし穴もある。しょうゆや味噌などの調味料、また漬物などから摂取する塩分量が、欧米風の食事よりも多くなりがちなのだ。1日あたりの摂取量でくらべてみると、欧米では8～10gが平均値だが、日本では平均11～13g。この〝塩分のとりすぎ〟と日本人に高血圧が多いことは、無関係ではない。

厚生労働省によれば、65歳以上の高齢者の医療費のトップは、高血圧に関係するもので、全体のじつに32%。高血圧の人は、日本中に4000万人もいるといわれている。

高血圧になると、脳出血、脳梗塞、狭心症、心筋症、腎不全など、重い疾患にかかりやすくなる。その予防には、まず食習慣を改善して、塩分をとりすぎないように注意することだ。塩分をとりすぎると、体内にナトリウムと水分を蓄えることになり、体液量が増えて、血圧を上げる結果になるのだ。

塩分を減らすといっても、すべてが薄味では物足りない、という人もいるだろう。そこは工夫次第だ。たとえば、食事の全体量を減らす。そうすれば、同じ味つけでも、塩分量を減らすことができる。また、カレー粉やワサビなどのスパイス、ネギやニンニクなどの薬味、酢やレモンなどの酸味などで、味にメリハリをつけ、塩分少なめでもバリエーション豊かな味つけにすることもできる。

味のバリエーションが豊富になり、高血圧も予防できれば、一石二鳥だ。

私たちの体をつくる
【五大栄養素】早わかり一覧

体の組織をつくる【タンパク質】

タンパク質は、なぜもっとも大切なのか?

タンパク質は英語でプロテインというが、プロテインはギリシャ語の「第一のもの」を語源とする言葉。その由来のとおり、体のために「第一」に大切な栄養素といえる。

タンパク質は、筋肉や内臓、骨、皮膚、毛髪など、人の体をつくる主成分となるのはもちろんのこと、酵素、代謝の調節機能を果たすインスリンなどのホルモン、抵抗力を高める免疫抗体《めんえきこうたい》など、人体のあらゆる要素の原料として使われている。また、栄養素の運搬《うんぱん》、血液の酸性・アルカリ性の調節にかかわり、血液を弱アルカリ性に保つ働きもしている。

タンパク質のもとは「アミノ酸」だ。タンパク質には10万以上もの種類があるが、それらはわずか20種類のアミノ酸の組み合わせによってつくられているのだ。

そのうち、9種類のアミノ酸は体内で合成できず、食べ物から摂取する必要があるため、「必須アミノ酸」と呼ばれている。それ以外の11種類は、体内で合成されるため、食事からとる必要はない。こちらは、「非必須アミノ酸」と呼ばれる。

必須アミノ酸が足りなかったりして、体内のタンパク質が不足すると、体を構成しているタンパク質が分解され、不足分を補うことになる。すると、体力や免疫力が低下し、血管がもろくなって脳卒中《のうそっちゅう》の危険が高まる。

とはいえ、それは極端にタンパク質が不足した場合や、飢餓《きが》状態に陥ったときの話。肉や魚、卵、牛乳などタンパク質たっぷりの食事をしている現代人は、むしろとりすぎに注意したほうがいい。通常、余ったタンパク質は尿となって体外へ排泄《はいせつ》されるが、とりすぎると腎臓に負担がかかり、腎機能障害を引き起こしやすくなる。

アミノ酸は、体内でどんな働きをしている？

サプリメントをはじめ、シャンプーやスキンケア化粧品にも配合されているアミノ酸。「健康と美容に欠かせない成分」として知られるが、具体的には人の体でどのような働きをしているのだろうか？

アミノ酸は、複数のアミノ酸の化合物であるタンパク質の形で体内に取り込まれる。体内に入ったタンパク質は、消化酵素の働きでバラバラに分解されて、個々のアミノ酸となり、小腸内で吸収されると、血液に乗って体のすみずみへと運ばれていく。

体内に吸収されたアミノ酸の多くは、各組織に必要なタンパク質へと再結合される。たとえば、皮膚・内臓・筋肉などの組織では、アミノ酸を原料にして組織に必要なタンパク質がつくられる。また、古い組織のタンパク質がアミノ酸に分解され、

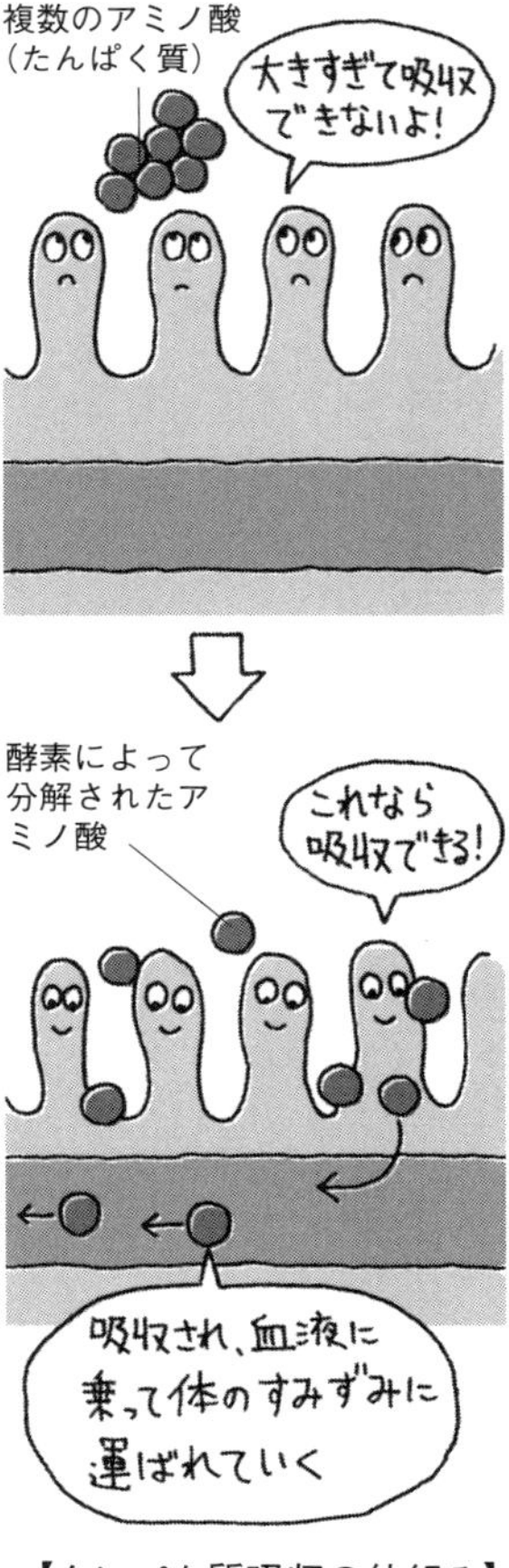

【タンパク質吸収の仕組み】

新しく運ばれてきたアミノ酸と結合して、新たなタンパク質へと生まれ変わっていく。そのほか、タンパク質として消費されなかったアミノ酸も各器官へと送られて、健康や美容にかかわる体の機能を活性化する働きを担っている。

具体的には、子供の体の成長を促したり、筋力を強化したり、スポーツ後の疲労回復にも役立つ。また、肝機能を活性化したり、神経を鎮《しず》めてリラックスさせたり、抑うつ効果を発揮するアミノ酸もある。

また、肌の美しさを保つのにも欠かせない。肌のうるおいは、角質層の水分量によって決まる。つまり、水分量が多ければ透明感やハリのある美しい肌にみえるのだが、水分を蓄える天然保湿因子「ＮＭＦ」の40％はアミノ酸でできている。つまり、体内のアミノ酸が不足すると、肌が乾燥してくすみ、シワ、たるみなどのトラブルが起きやすくなるのだ。

必須アミノ酸の種類と、その働きは？

必須アミノ酸は、「トリプトファン」「フェニルアラニン」「バリン」「トレオニン（スレオニン）」「リシン（リジン）」「ロイシン」「メチオニン」「イソロイシン」「ヒスチジン」の9種類。体内で合成することができないため、これらのアミノ酸を合成するには、食べ物からとる必要がある。

代表的なものの特徴を紹介していくと、まず「トリプトファン」は、神経をリラックスさせるアミノ酸。体内に取り込まれると、脳内物質のセロトニン・メラトニンの材料となり、精神の安定を促したり、神経を鎮めて安眠をもたらす作用がある。

「バリン」「ロイシン」「イソロイシン」は、筋肉のエネルギー源で、3つ合わせて「分岐鎖《ぶんきさ》アミノ酸（BACC）」と呼ばれる。筋力アップや維持のために、アスリートがサプリメントなどで補給しているのがコレ。BACCのうち、ロイシンは、肝機能の向上や、男性が気になる育毛にもかかわっている。多く含まれるのは、牛肉、レバー、魚、乳製品、高野豆腐やほうれん草などだ。

いっぽう、子供の成長に欠かせないのが「ヒスチジン」だ。これがほかの必須アミノ酸と違うのは、大人になると体内で合成できるようになるという点だ。子供のうちは合成することができないので、ヒスチジンを多く含むサバ、イワシ、サンマなどの青魚を積極的に食べさせるといい。

むろん、9種類のアミノ酸は相互に作用し合っているため、どれかひとつでも不足したり、逆に特定のアミノ酸ばかりをとりすぎるのもよくない。特定のアミノ酸ばかり過剰にとっていると、肝機能障害や免疫力の低下を招く原因になりかねない。

パワーを生み出す【糖質】

糖質には、どんな種類がある？

「糖質」は、砂糖やハチミツなど〝甘いもの〟だけでなく、米やイモ類にも含まれている。

糖質は、炭水化物と同じ意味で用いられることが多いが、厳密にいうと、炭水化物は単糖《たんとう》が結合したものの総称であり、人の消化酵素で消化される糖質と、消化されない食物繊維を、あわせて「炭水化物」と呼んでいる。なお、単糖とは、それ以上は分解されない糖の最小単位（基本単位）のことだ。

この単糖を基本として、糖質は大きく「単糖類」「二糖類」「多糖類」の3グループに分類され、さらにその3つのなかに、さまざまな種類がある。

まず、単糖類に含まれるのは、ブドウ糖(グルコース)や果糖(フルクトース)など。

なかでもブドウ糖は、人の体を維持するのにもっとも重要な糖質で、脳や神経細胞、血球細胞などのエネルギー源になる。ブドウ糖は、穀物や果物に多く含まれるが、とくにブドウに多いことから、この名前がついた。果糖は、果物や花のみつに多く含まれる糖で、糖類のなかでもっとも甘味が強い。

二糖類は、単糖2つが結合した状態のものをさす。砂糖の主成分であるショ糖(スクロース)、動物や人間のお乳に含まれる乳糖(ラクトース)、オリゴ糖などがその仲間だ。そのうち、オリゴ糖は、ヨーグルトの甘味料としてよく使われるが、これはオリゴ糖が消化酵素で分解されず、腸内でビフィズス菌などの善玉菌の栄養源になるからだ。フラクトオリゴ糖、大豆オリゴ糖など、トクホ(特定保健用食品)に指定されているオリゴ糖もある。

多糖類は、10~100個の単糖類が結合した状態のもの。多糖類の代表格がデンプンだ。植物性のブドウ糖(グルコース)だけがたくさん集まった化合物であり、米やイモ類にたっぷり含まれていることは、ご存じのとおりだ。

糖質は、どうやってエネルギーに変わる？

「糖質」は、1gで4kcalのエネルギーを生み出す。クルマがガス欠になると走れなくなるように、糖質がなければ人は動けなくなってしまう。

ただし、ガソリンを入れればすぐに動き出すクルマと違って、人は食べ物から摂取した栄養をエネルギーに変える必要がある。その仕組みはどうなっているのだろうか？

食事からとった栄養素は消化吸収されると、「解糖」「クエン酸回路」「電子伝達」という3つの段階を経て、エネルギー源となるATP（アデノシン三リン酸）というエネルギー物質を生み出す。

このATPが、人間にとってのガソリンのようなもので、ATPが分解されるさいに発生するエネルギーを使って、筋肉を動かしている。

糖質からエネルギーを生み出す仕組みは「解糖系」と呼ばれ、血液に一定の濃度で含まれるブドウ糖（血糖）を原料に、ATPを生みだしていく。

運動をしてより多くのエネルギーが必要になり、血糖だけでは足りなくなった場合は、各組織に貯蔵してあるブドウ糖を分解し、エネルギーとして使う。ブドウ糖は、筋肉や肝臓に貯蔵されている。

また、同じくエネルギー源である脂質やタンパク質とくらべ、糖質は分解・吸収が早く、即効性があるのが特徴。ジョギングなどで疲れたとき、ご飯や甘いバナナなどを食べると元気が出てくるのは、糖質がスピーディにエネルギーへ変わってくれるからだ。

糖質を、効率よくエネルギーに変える食べ方は?

ダイエットに取り組んだことのある人はご存じだろうが、体内に糖質が不足すると、脂質がエネルギーとして消費されはじめる。つまり、体脂肪が燃焼されて、スリムになっていく。

反対に、糖質を過剰にとると、ブドウ糖が脂肪に変わって脂肪組織へ運ばれ、体脂肪として蓄積《ちくせき》されていく。

糖質のなかでも、砂糖や果物に多い「果糖」のとりすぎには、とくに注意が必要だ。果糖は、体内で脂肪に変わりやすい性質をもっているので、同じ糖質をとるにしても、米やイモ類の炭水化物のほうが太りにくい。

むろん、それも食べすぎれば肥満のもとになるのは、いわずもがなのこと。そこで、糖質をエネルギーに効率よく変える食べ方のコツをご紹介しよう。

　炭水化物をエネルギーに変えるためには、ビタミンB_1を必要とする。これが不足すると、エネルギーをうまく生み出せなくなってしまう。そこで、白米をビタミンB_1が豊富な胚芽米や玄米に変えるとよい。

　また、豚肉、レバー、ウナギなど、ビタミンB_1の豊富な食材をいっしょに食べるようにしたい。

　そのさい、ニンニクといっしょに調理すると、さらに効果が高まる。ビタミンB_1は水溶性で、体に蓄えておくことができない。使われなかった分は数時間で尿となって排出されてしまうのだが、ニンニクのにおい成分「アリシン」と結合すると、脂溶性の物質に変化する。

　これによって体内への吸収がスムーズになり、ビタミンB_1が蓄えられやすくなるのだ。ニンニクのほか、長ネギ、タマネギ、ニラ、ラッキョウにも同様の効果がある。

白米 → 胚芽米・玄米

豚肉
レバー
うなぎ
＋
ニンニク
長ネギ
タマネギ
ニラ
ラッキョウ

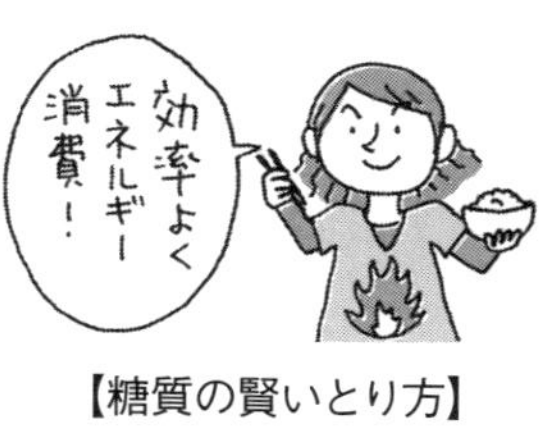

【糖質の賢いとり方】

糖質は、体内ではどのように働くか？

食べ物から取り入れた糖質は、消化酵素によってバラバラにされ、1分子の糖（単糖）になり、小腸から吸収される。

といっても、ブドウ糖や果糖などの「単糖」は、もともと1分子なので、消化の必要はない。だから、ブドウ糖はエネルギーになるスピードがもっとも速い。砂糖の場合は、2分子の糖なので、2つの糖の結合が切り離されてから消化される。

疲れたときに甘いものを食べると、メキメキ元気を回復するのは、単糖類や二糖類はすばやく消化できるので、口に入れるとすばやく吸収され、エネルギーに変換されるからだ。

それに対して、何百〜何万もの単糖が結合したデンプンは、消化・分解されるまでに時間がかかる。そのため、果糖や砂糖のようにすばやくエネルギーに変換できない。ただし、そのぶん血糖値の上昇はゆるやかで、太りにくいというメリットがある。

糖質を上手に利用するには、それぞれの性質を踏まえて、とり方にちょっとした工夫をするといい。

たとえば、ダイエット中の人の場合、空腹時にいきなりケーキや甘いお菓子を食べるよりも、まずは穀類などからデンプン質をとるようにして、ゆるやかに血糖値をあげる。

いっぽう、会議や仕事で頭が疲れたときは、砂糖入りのコーヒーや甘いココアを飲むと、脳の栄養となるブドウ糖がすばやく吸収され、頭がしゃきっと目覚める。

ブドウ糖は、なぜ〝脳のごはん〟といわれる？

ブドウ糖は、果物のブドウにたっぷり含まれることから、その名がついた糖質の一種。別名をグルコースといって、果物のほか、穀類にも豊富に含まれている。ブドウ糖は、脂質やタンパク質と同様、体のエネルギー源となる大切な栄養素だが、その最大の特徴は、唯一の「脳のごはん」である点だ。

脳は、体のどの臓器よりも多くのエネルギーを消費するにもかかわらず、エネルギー源となるのはブドウ糖だけ。それも、脳に蓄積できるブドウ糖はほんのわずかな量なので、つねに供給しつづけなければならない。

ブドウ糖が不足すると脳の働きが悪くなるだけでなく、低血糖が長くつづくと神経細胞に障害が発生する恐れもある。

そのため、ブドウ糖が欠乏すると、肝臓の中で特定のアミノ酸やグリセロール、乳酸などから、ブドウ糖が合成される。

「糖新生」と呼ばれる仕組みで、人が生まれながらに備えている緊急システムだ。

頭がボーッとしたときには、急ぎブドウ糖を取り込むため、砂糖やハチミツたっぷりのコーヒーや紅茶を飲んだり、飴玉をなめるのが効果的だ。

そのほか、バナナ、ゴボウ、米、イモ、パンなどの穀類を食事に取り入れることで、ブドウ糖をスムーズに補給することができる。

オリゴ糖は、なぜ腸内の善玉菌を増やすのか？

健康食品やヨーグルト、ダイエット食品の甘味料として用いられている「オリゴ糖」。ダイエットの敵ともいえる甘い砂糖の仲間なのに、どうしてオリゴ糖はダイエットによいのだろうか？

その最大の理由は、オリゴ糖が、人の消化酵素では分解されずに、腸まで届くことである。

食べてもほとんど吸収されないので、カロリーを気にする必要はない。したがって、血糖値や血中のインスリンにも影響を与えることがないので、ダイエット中の人はもちろん、糖尿病の人でも安心してとることができる糖質なのである。

また、難消化性のオリゴ糖は、腸内でビフィズス菌などの善玉菌の栄養源となり、腸内環境を整える働きもする。

オリゴ糖が腸内細菌によって発酵すると、善玉菌が酢酸や乳酸をつくり、腸内のpHが酸性に傾く。それが刺激となって、腸のぜん動運動が活発になり、便秘の改善に役立つのだ。

さらに、腸内の余分なコレステロールや胆汁酸を吸収・排出する作用をするので、動脈硬化の予防にもなるといわれている。また、オリゴ糖は砂糖の仲間であるにもかかわらず、虫歯の原因となるミュータント菌のエサとしてほとんど利用されることがないため、虫歯になりにくい。

ただし、ほかの糖質と同様、とりすぎには注意が必要だ。砂糖の半分以下とはいえ、カロリーがないわけではない。また、一度にとりすぎると、お腹がゆるくなることもある。

・食べてもほとんど吸収されないので糖尿病やダイエット中の人も安心してとれる
・腸内環境を整える
・動脈硬化予防
・虫歯予防

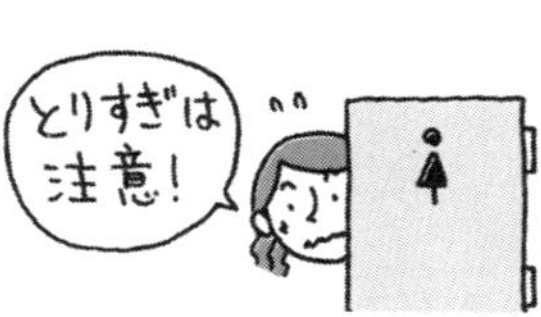

【オリゴ糖の効果】

エネルギー源となる【脂質】

脂質は、どう体の役に立つのか？

1g あたり9kcal と、高エネルギーを生み出す「脂質」は、糖質とならんで、体を動かすエネルギー源として使われている栄養素だ。

栄養学的にいうと、脂質は「中性脂肪」「リン脂質」「コレステロール」の総称で、肉・魚の脂身に多く含まれるほか、植物油の主成分でもある。

ただし、脂質の大半は中性脂肪で、リン酸やコレステロールなどは、わずかな量しか含まれない。そのため、一般的に「脂質」といった場合には、中性脂肪をさすことが多い。

中性脂肪は、体を動かすエネルギー源として使われ、蓄えられた脂肪は〝燃料不足〟に陥ったときに消費される「エネルギーの貯蔵庫」となる。

女性が気にするぷよぷよの脂肪も、デメリットばかりではない。臓器を保護し、体温を保つなどの役割も果たしているのだ。まったく脂肪のない体では、ちょっとした寒さにも耐えられなくなってしまう。

いっぽう、リン脂質やコレステロールは、全身の細胞膜をつくる原料として使われている。このうちコレステロールは、カルシウムの吸収を促すビタミンD、脂質の消化吸収を助ける胆汁酸《たんじゅうさん》の材料にもなっている。

飽和脂肪酸と不飽和脂肪酸は、どう違う？

「脂質」は、肉や魚の脂肪分、乳製品などの脂肪に多く含まれている。その主成分は「脂肪酸」で、サラダ油の成分で知られる「リノール酸」や「オレイン酸」も脂肪酸のひとつだ。

そのほかにも、脂肪酸にはさまざまな種類があり、分子構造の違いから、大きく「飽和《ほうわ》脂肪酸」と「不飽和脂肪酸」の2つに分けられる。

食品に含まれる脂肪酸がそのいずれに属するかは、食べ物の〝見た目〟で判断することができる。飽和脂肪酸を多く含む脂肪は「常温で固体」の場合が多く、不飽和脂肪酸は「常温で液体」であることが多いのだ。

たとえば、ステーキなどの脂身の部分やバターなどは、常温では固体なので飽和脂肪酸。いっぽう、サラダ油や魚の脂肪は常温では液体だから、不飽和脂肪酸とわかる。

では、パンに塗るマーガリンはどうか？

植物油が原料であるにもかかわらず、常温で固形なのは、バターの形状に似せるために、不飽和脂肪酸に水素を加え、飽和脂肪酸のかたちに変えているからだ。

このような脂肪酸の種類によって、体にもたらす作用は変わってくる。

たとえば、肉の脂身を食べすぎると、体にコレステロールがたまり、健康によくないといわれるが、これは飽和脂肪酸に血中コレステロールを上げる作用があるからだ。

逆に、不飽和脂肪酸には血中コレステロールを下げる作用がある。たとえば、魚の脂肪分であるドコサヘキサエン酸（DHA）やイコサペンタエン酸（IPA）や、

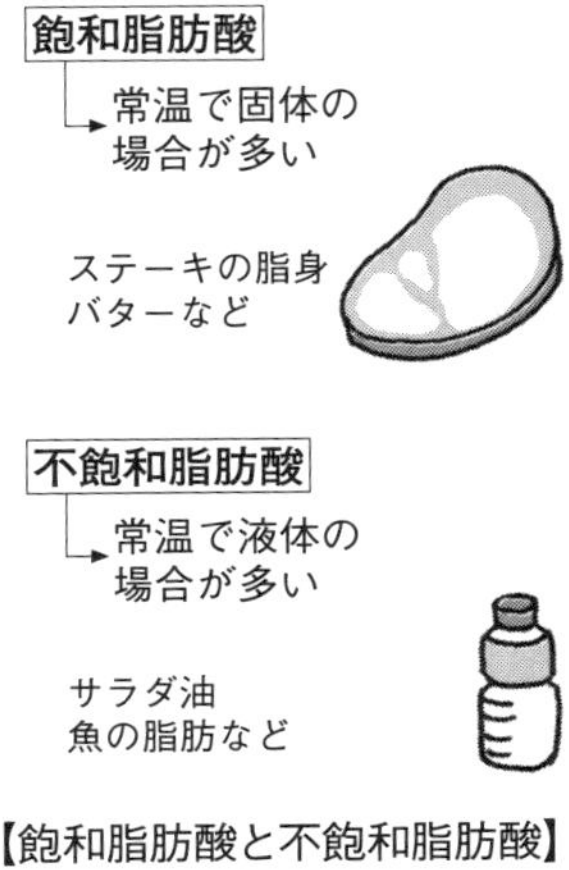

【飽和脂肪酸と不飽和脂肪酸】

オリーブオイルに含まれるオレイン酸などの脂肪酸は、「多価不飽和脂肪酸」と呼ばれ、これまで述べてきたように、体に有益な働きをすることがわかっている。

コレステロールはなぜ体に悪い？

コレステロールは、動物の体をつくる脂肪の一種で、性ホルモンや細胞膜の材料となるなど、人の体に欠かせない脂質のひとつ。コレステロールが不足すると、血管がもろくなり、脳卒中を起こしやすくなる。

じっさい、日本人の平均寿命が世界トップクラスになった理由のひとつは、戦後になってコレステロールの摂取量が増えたこととみられている。食生活が豊かになり、コレステロールの摂取量が増したことで、血管が強くしなやかになり、脳卒中による死亡者が減少したのだ。

いっぽう、コレステロールが多すぎると「高コレステロール血症」となり、動脈硬化や脂質異常症が心配になってくる。といっても、コレステロールが多い食品を食べたからといって、すぐにコレステロール値が高くなるわけではない。

体に必要なコレステロールの8割は体内でつくられていて、食事から多く摂取したときは、体はコレステロールをつくる量を減らし、総コレステロール量を調節するからだ。

それでも、コレステロールが増えるのは、体質のほか、加齢や食生活の乱れなどで、体内に悪玉コレステロールが増えてしまった場合だ。

コレステロールには、「善玉」のＨＤＬコレステロールと、「悪玉」のＬＤＬコレステロールの２つのタイプがある。

必要なコレステロールを全身に配ってまわるのがＬＤＬ（悪玉）、コレステロールを回収してまわるのがＨＬＤ（善玉）の役割だ。

ところが、悪玉と善玉のバランスが崩れ、悪玉コレステロールばかりが増えると、回収が間に合わなくなり、血管壁に入り込んで酸化してしまう。それが、動脈硬化の原因となる。

コレステロール値を正常に保つには、レバー、イクラやウニ、イカ、卵のようなコレステロールの高い食品の食べすぎに注意するとともに、コレステロールを排出してくれる効果の高い、食物繊維、魚、大豆製品などを毎日のメニューに取り入れるといい。

体の調子を整える【ビタミン】

ビタミンの種類と、その働きは?

ビタミンは、生命活動になくてはならない微量栄養素の総称。いわば体内でおこる化学反応を助ける潤滑油《じゅんかつゆ》のようなもので、三大栄養素(糖質・タンパク質・脂質)のようにエネルギー源にはならないが、体の機能を正常に保つために欠かせない。体に取り込んだ炭水化物や脂肪をエネルギー源として活用するためには、ビタミンが必要不可欠である。

人体にとって必須のビタミンは全部で13種類あり、基本的に食べ物から栄養素として摂取しなければならない。

それらのビタミンは、水に溶けるか溶けないかによって、2つのタイプに分けられる。ひとつは、水に溶けにくく、アルコールや油脂に溶ける脂溶性ビタミンで、ビタミンA・D・E・Kなどがこれにあたる。もういっぽうは、水に溶けやすい水溶性ビタミンで、ビタミンB群とビタミンCがある。

このうち、過剰に摂取すると問題なのは脂溶性ビタミンのほう。とりすぎると過剰症を引き起こし、頭痛や吐き気などの原因になる。食事からとりすぎる可能性は低いが、サプリメントで摂取する場合は、用量を守ることが大切だ。

いっぽう、水溶性ビタミンは、体内に蓄積されずに排泄《はいせつ》されるので、過剰にとっても害はないが、その分、体にためておくことができないので、日々、一定量を摂取しなければならない。

「バランスのよい食生活を」といわれるのは、ビタミン摂取の面からみても重要なことなのだ。以下、おもなビタミンとその働きをみていこう。

ビタミンAは、老化やがんの抑制に働く

ビタミンAは、カロテンやレチノールなど、体内でビタミンAとして働く栄養素の総称。そのメインの仕事は、皮膚や粘膜《ねんまく》を正常に保つことだ。ビタミンAを適度に摂取すれば、皮膚や粘膜を正常な状態に保て、ウイルスなどの外敵から体を守り

やすくなる。そうしてビタミンAは感染症を予防し、免疫力を高めてくれているのだ。

また今日では、多くの動物実験により、ビタミンAには発がん抑制作用があることが認められている。カロテンには抗酸化力があり、有害な活性酸素を消し去る働きがあるので、がん予防や老化予防に効果を発揮するというわけだ。

このカロテンは、小腸壁で吸収されるときにビタミンAに変換されるため、ビタミンA前駆体《ぜんくたい》とも呼ばれる色素成分のこと。緑黄色野菜などの植物性食品に多く含まれ、α（アルファ）やβ（ベータ）などの種類がある。そのうち、緑黄色野菜に含まれているもののほとんどは、ベータカロテンである。ベータカロテンは強い抗酸化力をもち、体内で発生する有毒物質や活性酸素から体を保護してくれている。

ただ、がん予防に役立てようと、ビタミンAをサプリメントなどで過剰に摂取するのは避けたほうがいい。あまりに多く摂取すると、頭痛や嘔吐《おうと》、脂肪肝などの過剰症を引き起こす危険性があるからだ。

いっぽう、ビタミンAを多く含むレバーやウナギといった動物性食品や、ベータカロテンを豊富に含む緑黄色野菜から摂取するのであれば、心配はない。

ビタミンB1は、日本人には欠かせないビタミン

ビタミンB1は、糖質の代謝に欠かせないビタミン。とくに、米を主食とする日本人にとっては重要で、米に含まれている糖質を体内でエネルギーに変えるには、ビタミンB1が不可欠だ。ビタミンB1が足りないと、糖質の代謝がうまくいかなくなって、疲労物質が体内にたまるため、疲れや筋肉痛の原因になる。

さらに、ビタミンB1が不足すると、神経機能に異常をきたす脚気《かっけ》の症状があらわれることもある。

脚気は、江戸時代に「江戸わずらい」として流行したが、その原因はビタミンB1の宝庫である米の胚芽《はいが》部分を捨て、精白米を食べていたことによるビタミンB1欠乏症だった。当時の人々は、精製度の高い米を大量に食べていたわりに、おかずの品数が少なく粗末《そまつ》だったため、栄養バランスがとれなくなり、脚気をわずらう人が増えたのだ。

現代では、おかずが豊富なので、白米を主食にしていても、脚気にかかる心配はほぼなくなった。ただし、アルコールを大量にとる人のなかには、その代謝にビタミンB1が使われてしまうので、潜在的な欠乏症状に陥っている人がいるとみられて

いる。

思いあたる人は、白米を玄米に変えたり、精製されていない全粒粉を使ったパンなどを意識して食べるようにすれば、不足しがちなビタミンB_1をより効率的に摂取できる。

ビタミンB_2は、細胞の再生を助けている

ビタミンB_2は「発育のビタミン」とも呼ばれる。このビタミンは、脂質・糖質・タンパク質を分解してエネルギーに変えるほか、皮膚や髪などの細胞の再生に関与するなど、重要な役割を果たしている。

ビタミンB_2が不足すると、口内炎や皮膚炎、髪のトラブルなどの症状が皮膚や粘《ねん》膜《まく》にあらわれるため、このビタミンを多く含むサプリメントには「肌あれ、ニキビ、口内炎に効く」という効能をうたっているものが多い。

では、ビタミンB_2を効率よく摂取するには、どうすればいいのだろうか？

ビタミンB_2は、牛乳や乳製品、卵、レバー、魚介、納豆、緑黄色野菜、きのこ類に多く含まれている。もっとも多く含むのは豚や牛のレバーだが、これらは調理を必要とするので、手軽に食べるには、牛乳や納豆など、そのまま食べられる食品が

おすすめだ。納豆を1日1パック食べると、女性なら1日の推奨量の約4分の1を摂取できる。

なお、近年、精神安定剤や抗生物質、経口避妊薬などを長期間服用した場合に、ビタミンB2欠乏症が起こる可能性が高いと指摘されているので、そのような薬を常用している人は注意したい。

ビタミンB12が不足すると、貧血になりやすい

ビタミンB12は、必要量はごくわずかながら、体内のさまざまな反応に関係しているビタミンだ。

造血作用、タンパク質や核酸《かくさん》の合成、脂肪の代謝などに欠かせないため、不足すると、造血作用がうまくいかなくなって貧血になるほか、体がしびれるといった運動障害を引き起こす危険性がある。

とはいえ、ビタミンB12は、肉や魚に多く含まれているので、普通に動物性食品をとっていれば、不足することはまずない。熱に対して比較的安定であるうえ、水溶性でもあるので、肉や魚を煮た鍋料理やスープなどを、汁ごと食べれば無理なく摂取できる。

ただ、注意が必要なのは、胃にトラブルがあるケースだ。ビタミンB_{12}が小腸で吸収されるには、胃壁から分泌される物質が必要なため、胃粘膜に病変がある人と、全摘手術をした人は、このビタミンB_{12}の欠乏症が起こりやすくなる。

また、このビタミンB_{12}は、植物性食品にはほとんど含まれていないため、肉、魚介類、卵、乳製品といった動物性食品を避けるベジタリアンは、不足するおそれがある。肉や魚をいっさい食べない厳格な菜食主義の人は、サプリメントを利用して補充したほうがよいだろう。

ビタミンC不足で、ストレスに弱くなる

新鮮な野菜や果物にたっぷり含まれているビタミンC。「レモン50個分のビタミンC」のようなキャッチフレーズでも、よく耳にする名前だ。

ビタミンCには、大きく分けて3つの働きがある。まずは、皮膚や骨の健康を維持する働き。皮膚や骨を強化するには、コラーゲンと呼ばれるタンパク質が必要だが、ビタミンCはコラーゲンの合成になくてはならない物質だ。「ビタミンCで美肌効果」などといわれるのも、コラーゲンの合成にビタミンCが深くかかわっているからだ。

２つ目は、ストレスに対抗する働き。人の体は、不安やプレッシャー、睡眠不足といったストレスにさらされると、それに対抗するため、アドレナリンを分泌して血圧を上げたり、血中の糖分を増やして、ストレスから身を守る態勢に入る。

ビタミンCは、そのアドレナリンを分泌するさいに大量に使われている。だから、ビタミンCが不足すると、ストレス耐性が落ち、疲れやすくなるなど、心身の不調をきたすことになる。

日頃からストレスに弱いと感じている人は、意識して新鮮な果物や野菜を食べ、ビタミンCを摂取しておくといいだろう。

そして３つ目は、生活習慣病の予防。ビタミンCは、強い抗酸化力によって過酸化脂質の生成を抑え、動脈硬化や脳梗塞《こうそく》などを予防する働きをする。最近では、発がん物質の生成を抑える働きがあることもわかり、その抗がん作用が注目を集めている。

ビタミンDは、骨の形成に欠かせないビタミン

ビタミンDは、骨の形成に欠かすことができない。カルシウムやリンの吸収を助け、骨の形成や維持を促す役割を担っている。

ビタミンDを食べ物から摂取すると、肝臓と腎臓を経て、活性型ビタミンDに変換される。活性型ビタミンDは、小腸でのカルシウムとリンの吸収をサポートし、血液中のカルシウム濃度を高めてくれる。そうした作用により、骨にカルシウムが沈着《ちんちゃく》し、骨密度がアップしていく。

また、活性型ビタミンDには、血中カルシウム濃度を一定に保つ働きもある。血液中のカルシウムは、筋肉の収縮や神経伝達という役割を担っているが、その役割を果たすには活性型ビタミンDの補助が欠かせないのだ。

ビタミンDが欠乏すると、血中カルシウム濃度が低下し、骨にあるカルシウムが溶け出してしまう。

とくに妊婦や高齢者、子供は要注意で、ビタミンDが欠乏すると、骨軟化症や骨粗しょう症になったり、子供の場合は骨の成長障害の原因にもなる。

ビタミンDは、サケやサンマといった魚類に多く含まれ、脂溶性なので、油といっしょにとると吸収率が高まる。

また、ビタミンDは、日光の紫外線をあびることによって皮膚でもつくられるので、太陽光によくあたる生活をしている人なら、不足する心配はない。逆に、夜型生活で外出も少ない人は、ビタミンD不足に注意が必要だ。

ビタミンEは、生活習慣病の予防にも効果あり

「老化防止ビタミン」として注目を集めているのが、ビタミンEだ。

食べ物が酸化して傷むように、人体でも酸化現象がおきると、細胞が劣化《れっか》して老化の原因になる。ビタミンEは強い抗酸化作用をもち、体内の酸化現象、細胞の老化を防ぐのである。

また、ビタミンEは、血液中のコレステロールの酸化も防ぐため、高血圧、動脈硬化、心筋梗塞、脳梗塞などの生活習慣病を予防する効果も期待されている。

このビタミンは、サケやウナギなどの魚、野菜ではカボチャに多く含まれるので、生活習慣病が気になる人は、食生活にこれらの食材を意識的に取り入れるといいだろう。上手なとり方は、ビタミンCやベータカロテンといっしょにとること。ビタミンCもベータカロテンも抗酸化作用をもつので、合わせてとることで、より高い効果を期待できる。

さらにビタミンEには、末梢神経を広げて血行をよくする働きもあるので、冷え性や肩こり、腰痛に悩む人にもおすすめだ。血行がよくなり、新陳代謝が活発になるので、肌にハリが出るなど美肌効果も期待できる。ビタミンEは、冷え性や肌あ

れに悩む女性にぴったりのビタミンといえる。

ビタミンを効率よく吸収する食べ合わせのコツ

ビタミンを効率よく吸収するには、ちょっとしたコツがある。脂溶性のビタミンを摂取するときは、油分と組み合わせることだ。

前述したように、ビタミンには、水に溶けるものと、油に溶けるものの2種類がある。このうち、水に溶けるビタミンB群やビタミンCには食べ合わせの注意点はとくにないが、油に溶ける脂溶性ビタミンは、油脂といっしょにリンパ管に入ったあと、血液に入るという吸収経路をとるため、油分が必要になる。

そこで、ビタミンD、ビタミンEなどの脂溶性ビタミンは、油分といっしょに体に取り入れる必要がある。たとえば、青菜などの緑黄色野菜に多く含まれるベータカロテンは、油で炒めて食べると、吸収率が約7倍にも高まることがわかっている。

また、同じ油をとるのでも、普通の油よりも、マヨネーズのように油と酢が乳化したもののほうが、ビタミンの吸収率を高めることがわかっている。乳化して油が小さな粒状になっていると、表面積が大きくなる分、ビタミンと接する面積が大きくなり、吸収率をより高めてくれるというわけだ。

ビタミンは、こうして発見された！

ビタミンが発見されたのは、意外と新しく、一世紀ほど前のこと。ビタミンはごく微量しか必要としない栄養素であるため、発見が遅れたのだ。

1882（明治15）年、日本海軍の軍医だった高木兼寛《かねひろ》が、脚気は感染症ではなく、栄養障害であると見抜く。それ以前、脚気は長期間船に乗る人々によく発症したことから、感染症が原因で発病すると考えられていたのだが、高木は船上にあって栄養が偏《かたよ》るために起きるのではないかと考えたのである。前に述べたように、脚気はビタミンB_1の不足が原因でおこる病気である。

ただし、高木はタンパク質を増やしたことが病気の予防になったと考えたので、まだビタミンの発見には至らなかった。

ビタミンの存在が明らかになったのは1911年のこと。アメリカの生化学者カジミール・フランクが、米ぬかの有効成分を抽出することに成功し、その成分の中にアミン（アンモニアの水素原子を炭化水素基で置換した化合物の総称）の性質があったために、「生命に必要なアミン」という意味から「ビタミン」と名付けられた。

【13種類のビタミンと、そのおもな働き】

	種　類	おもな働き	おもな食品
水溶性ビタミン	ビタミンB_1	神経の機能を正常に保つ	内臓類・ウナギ・玄米・昆布
	ビタミンB_2	皮膚・粘膜の発育を補助	内臓類・ブリ・カレイ・アボカド
	ビタミンB_6	タンパク質の代謝を補助	内臓類・マグロ・カツオ
	ビタミンB_{12}	赤血球の生成を補助	内臓類・牡蠣・アサリ・サンマ
	ビタミンC	コラーゲンの合成を補助	柿・柑橘類・イチゴ・パセリ
	ナイアシン	体内のエネルギー生産を補助	内臓類・マグロ・カツオ・昆布
	葉酸	造血機能・細胞の発育を補助	内臓類・ほうれん草・アスパラ
	ビオチン	皮膚の組織を正常にする	内臓類・イワシ・鮭・大豆・卵
	パントテン酸	ホルモンの合成を補助	内臓類・鮭・サツマイモ・大豆
脂溶性ビタミン	ビタミンA	目の健康。皮膚を正常に保つ	ウナギ・ニンジン・ほうれん草
	ビタミンD	カルシウムの吸収を補助	マグロ・イワシ・シイタケ
	ビタミンE	血行促進。脂肪酸化を防止	アーモンド・大豆・落花生・卵
	ビタミンK	骨の形成を補助	納豆・ワカメ・ほうれん草

体の機能を正常に保つ【ミネラル】

ミネラルの種類と、その働きは？

「ミネラル」は、糖質、脂質、タンパク質、ビタミンと並ぶ五大栄養素のひとつ。ミネラルウォーター、ミネラル麦茶、ミネラルファンデーションなど、食品や化粧品にも広く用いられている。英語でミネラルというと「鉱物」という意味で、日本ではかつて「無機質」と呼ばれていた。

身近なものでは、鉄や銅もミネラルの一種。金属が人の体の栄養素に⁈　と不思議な気もするが、鉄や銅も、人の体の中に栄養素として存在している。

自然界には100を超える元素が存在するが、そのうちの16種類が人体に欠かせない「必須ミネラル」と呼ばれている。列挙すると、リン、鉄、カルシウム、マグネシウム、亜鉛《あえん》、ヨウ素、カリウム、ナトリウム、銅、セレン、クロム、マンガン、モリブデン、塩素、硫黄《いおう》、コバルトの16種類だ。

これらの〝顔ぶれ〟を見ればおわかりだろうが、ビタミンが、元素が組み合わさってできる有機化合物であるのに対して、ミネラルは元素そのものなのだ。

体への作用は、それぞれに違い、たとえば鉄は血液をつくり、カルシウムとリンは協力し合って骨をつくり、カリウムとナトリウムは相互に働いて体内の水分を調節し、硫黄は爪や髪の健康を保っている。それぞれのミネラルがバランスをとり合いながら、体の機能を正常に保っているのだ。

ミネラルは体内で合成できないため、食品から摂取する必要があるが、体が必要とする量はごくわずか。逆に摂取しすぎると、亜鉛や鉄のように中毒を起こしてしまう元素もある。ミネラル間のバランスをとるには、適量を守り、特定のミネラルだけを過剰摂取しないことがポイントだ。

リンは、多すぎても少なすぎても骨が弱くなる？

ミネラルがうまく体に作用するためには、ほかのミネラルとのバランスが大切。単独元素であるミネラルは、別のミネラルと結合して、機能を発揮することが多いからだ。

そのうち、リンは、カルシウムとかかわりの深いミネラルであり、体内のリンのうち85%はカルシウムと結合して「リン酸カルシウム」となり、骨や歯の構成成分として使われている。残りは、筋肉、脳、神経など、あらゆる組織の中に存在している。

むろん、リンが不足すると、骨が弱くなってしまう。ただ、リンはいろいろな食物の中に多く含まれているため、常識的な食事をしている限り、欠乏することはまずない。

むしろ現代人は、インスタント食品やスナック菓子、缶詰、清涼飲料水などの食品添加剤からもリンを摂取しているので、不足するどころか、過剰摂取の傾向にあるといってもいい状態だ。

では、リンを過剰にとった場合にどんなことが起きるのだろうか？

意外なことに、不足したときと同様、骨が弱くなってしまうのだ。リンが多すぎ

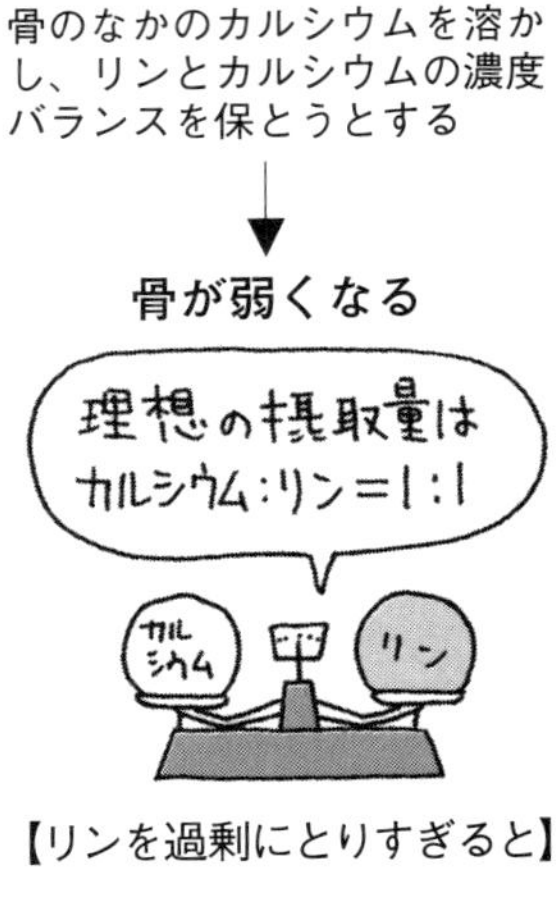
骨のなかのカルシウムを溶かし、リンとカルシウムの濃度バランスを保とうとする
骨が弱くなる
理想の摂取量は
カルシウム：リン＝1：1
カルシウム
リン

【リンを過剰にとりすぎると】

ると、リンとカルシウムの濃度バランスを保とうとして、骨の中のカルシウムが溶け出してしまうからである。

カルシウムとリンの摂取量は1対1が理想的だ。しかし、日本人の平均摂取量は、カルシウムが目標摂取量に達していないのに、リンの摂取量はカルシウムのおよそ2倍。骨を丈夫に保つために、カルシウムを積極的にとるようにしたい。

鉄が足りないと、なぜ貧血になるのか?

栄養素不足で起きる欠乏症のなかで、もっとも多い症状は貧血だ。貧血は、血液のヘモグロビン量が減った状態と定義されているが、これが鉄分不足によって起きることは、みなさんもよくご存じだろう。

では、なぜ鉄が不足すると、貧血になるのだろうか?

鉄のもっとも重要な働きは、ヘモグロビンの素材となって、全身に酸素を運搬すること。呼吸で取り込んだ酸素と結びつき、肺から全身へくまなく酸素を運ぶことだ。だから、ヘモグロビンの素材である鉄が不足すれば貧血になるのだ。

ただ、鉄は簡単に欠乏しないよう、体内に貯蔵されている。鉄は人の体の中に3～4g存在しているが、このうちの70%が「機能鉄」と呼ばれ、酸素を全身へ運んでいる。残りの30％の鉄は、「貯蔵鉄」として、肝臓、骨髄《こつずい》、脾臓《ひぞう》、筋肉などにストックされているのだが、この貯蔵鉄を使いきってしまったときに、貧血症状があらわれるのだ。

毎月の生理で血液を失う女性は、とくに貧血を起こしやすいので、毎日の食事で鉄を積極的にとるようにしたい。

鉄を効率よく吸収する食べ合わせは？

貧血予防のために鉄分補給を心がけていても、いっこうに貧血が改善しない――そんな悩みを抱える女性は少なくないだろう。鉄には体内へ吸収されにくい性質があるので、食べ方に工夫しないと、不足気味になりやすいのだ。そこで、鉄の吸収率をアップする食べ方のコツを紹介しよう。

ひとつ目のコツは、体によく吸収される「ヘム鉄」を選ぶこと。食品に含まれる鉄には、肉や魚などの動物性食品に多い「ヘム鉄」と、野菜や海藻などの植物性食品に多い「非ヘム鉄」の2種類があり、体内への吸収率はヘム鉄のほうが格段に高いのだ。

ヘム鉄の吸収率は15～20％だが、非ヘム鉄の吸収率はわずか2％。だから、吸収率のよいヘム鉄を摂取するのが、鉄不足を補うには得策というわけだ。

ヘム鉄の多い食品の代表は、レバー、赤身肉、カツオなど。また、非ヘム鉄も、ビタミンCといっしょにとると、吸収率を高めることができる。

非ヘム鉄は、がんもどき、ヒジキ、菜の花、小松菜などに多いので、たとえば葉物野菜のおひたしに、ビタミンCの豊富なレモンやカボスをしぼって食べると、鉄分の吸収率がよくなる。

また、鉄分の吸収をさまたげる食べ合わせを避けることも大切だ。鉄の吸収を阻害するものには、スナック菓子やインスタント食品に多く含まれるリン酸、コーヒー、紅茶、緑茶に含まれる渋味成分のタンニン、タケノコなどのえぐ味成分のシュウ酸のほか、美容と健康に欠かせない食物繊維も、鉄の吸収をじゃまする厄介者になってしまう。

すべてを避けるわけにはいかないだろうが、まずはスナック菓子や加工食品を控えめにしたほうがよい。

レバー・赤身肉・カツオ

or

がんもどき
ひじき
菜の花
小松菜
}＋ビタミンC

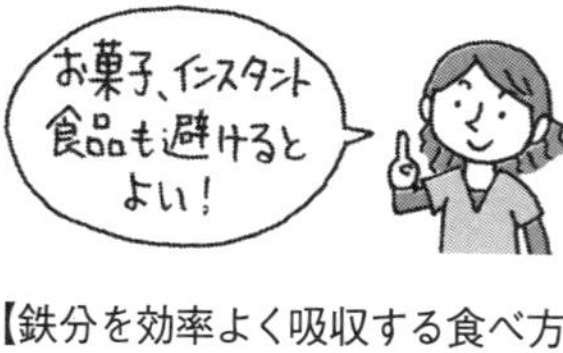

【鉄分を効率よく吸収する食べ方】

カルシウムは、本当に歯や骨を強くする？

「カルシウム」は、必須ミネラルのうち、体内の含有量がもっとも多いミネラル。体内のカルシウムの99％は、骨や歯の中に存在し、それらを強くするのに欠かせないミネラルだ。

骨の内部では、新しい骨をつくる「骨形成」と、古くなった骨をこわす「骨吸収」がたえず繰り返されている。カルシウムの大半がその代謝にかかわり、「貯蔵カルシウム」と呼ばれる。

残り1％のカルシウムは「機能カルシウム」と呼ばれ、血中に溶け込んで血液凝固や筋肉収縮、神経の興奮の抑制などのほか、ナトリウムを排泄して血圧の上昇を抑えたり、細胞機能を調節するなど、体の機能を正常に保つ働きを、サポートしている。

機能カルシウムが不足すると、骨の中の貯蔵カルシウムが放出され、血中カルシウム濃度が一定に保たれるが、カルシウム不足の状態がつづくと、骨中のカルシウムが減っていく分、骨折しやすくなったり、骨粗しょう症の原因にもなる。

とくに心配なのは、成長期のカルシウム不足だ。密度の高い丈夫な骨をつくるには、20歳までの骨格育成がカギ。成長期にカルシウムが不足すると、骨が弱くなるうえ、歯の質も悪くなり、あごの発達にも悪影響を及ぼす。

カルシウムを効率よく吸収する食べ合わせは？

成人1人あたりのカルシウム所要量は600mg。ところが、慢性的なカルシウム不足に陥っている日本では、所要量の90％以下しかカルシウムを摂取していないのが現状だ。しかも、19歳以下では所要量の60％、20代で65％と、若い世代の不足ぶりが目立つ。

とりわけ、カルシウム不足が著《いちじる》しいのは、一人暮らしの若い男性で、食生活の乱れが原因とみられている。心当たりのある人は、カルシウムをスムーズに吸収する「食べ合わせ」テクニックで、効率よくカルシウムを摂取するといい。カルシウムは、いっしょにとる食品やビタミン類の影響を受けるため、食べ合わせで吸収率を高めることができるのだ。

まず、手軽に実践できるのは、食事に牛乳を加えること。乳製品には、カルシウムの吸収を助ける働きがある。ビタミンD、ビタミンCも、カルシウムの吸収を助ける働きがあるので、積極的にとるようにしたい。

おすすめは、カルシウムたっぷりの干しエビをお好み焼きにして、牛乳を添えたメニュー。牛乳が苦手なら、ヨーグルトでもOKだ。

そのほか、納豆のネバネバ成分・ポリグルタミン酸も、カルシウムの吸収を促す成分として知られる。

マグネシウムが不足すると、心臓に影響が？

マグネシウムも、骨や歯の健康に欠かせない成分。大人の場合、20〜25gのマグネシウムが体内に存在し、その60〜65％が骨と歯に含まれている。

残りはどこにあるかというと、肝臓や筋肉、血液などに存在し、体内のミネラルバランスをコントロールするうえで重要な役割を果たしている。

どのような役割を担っているかというと、神経の興奮を抑える、血管を広げて血圧を下げる、300種類以上もある酵素の働きをサポートし、エネルギーの生産を促すことなど。マグネシウムが不足すると、骨や歯がもろくなるだけではなく、不整脈を引き起こしたり、虚血性《きょけつ》心疾患のリスクが高まる。

動悸《どうき》、神経過敏、抑うつ症なども、マグネシウム不足が原因のことがある。日本人は、マグネシウムが不足しがちなので、食事に注意をして取り入れたい。

効率よくマグネシウムがとれる食品は、豆腐。豆腐には凝固剤として「にがり」が使われているが、そのにがりの正体は塩化マグネシウムなのだ。

また、アーモンドやカシューナッツなどや穀類にも多く含まれている。米の場合、精製するとマグネシウムが失われてしまうので、マグネシウムをたっぷりとるには玄米がオススメだ。

マグネシウムは、とりすぎても過剰症を引き起こす心配はない。といっても下痢することがあるので、その点は注意が必要。逆にいうと、下剤にマグネシウムを含むものが多いのは、「過剰にとると下痢を引き起こす」というマグネシウムの性質を利用してのことだ。

亜鉛が不足すると、味覚がにぶくなる？

「最近、何を食べてもおいしく感じない」「食べ物の味がよくわからない」というときに、まっさきに疑われるのが味覚障害という病気。その原因となるのが、亜鉛欠乏症だ。

口の中には、舌を中心に「味蕾《みらい》」という細胞の集合体があり、人はその味蕾で味を感じたり、おいしい、まずいを判断したりしている。

ところが、亜鉛が不足すると、味蕾の新陳代謝が鈍り、味がよくわからなくなってしまうのだ。

とくに注意したいのは、一人暮らしで自炊をしない男性だ。コンビニ弁当やファストフード、スナック菓子など、加工食品ばかり食べていたり、「最近、ちょっと腹が出てきたから」といって、無理なダイエットをしたりすると、亜鉛欠乏症に陥りやすい。

味がわからなくなるのも困るが、亜鉛不足でさらに心配なのは、生殖能力に影響が出ることだ。亜鉛が不足すると、精子の数が減少し、男性としての能力が弱ってしまうのだ。

また、亜鉛には、病気の治癒をサポートする働きもある。

逆にいうと、亜鉛が不足すると、免疫機能が低下し、感染症にかかりやすくなったり、病気の治りが遅くなってしまうのだ。だから、病気・ケガをしたときは、積極的に亜鉛を補給したい。

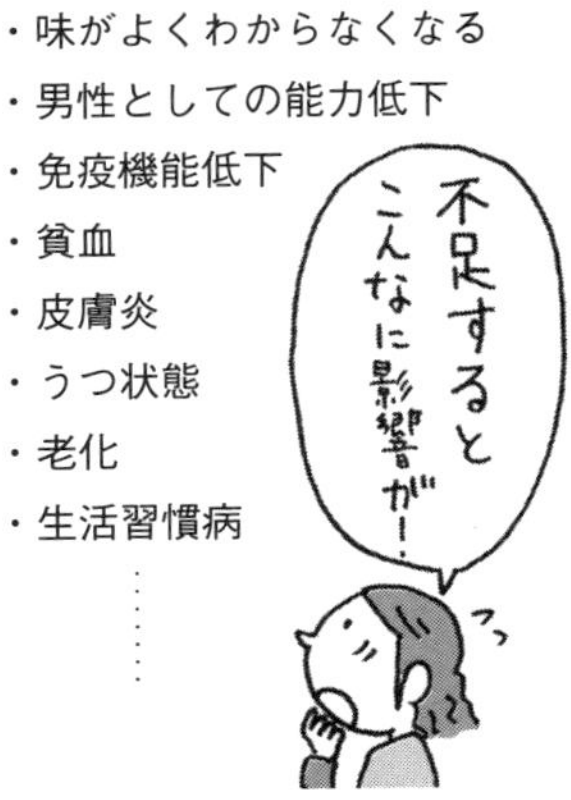

【亜鉛が不足すると】

さらに、亜鉛不足は貧血、皮膚炎、うつ状態、老化、生活習慣病などの原因にもなる。体内に存在している亜鉛の量はわずか2~4gだが、必要不可欠であり、重要なミネラルなのだ。

亜鉛不足の解消におすすめなのは牡蠣《かき》。牡蠣は「海のミルク」と呼ばれ、栄養豊かな食材としておなじみだが、亜鉛の含有量も多い。魚、肉、海藻、豆類にも含まれているので、バランスよく取り入れよう。

ヨウ素不足が原因の、怖い病気とは?

福島第一原発の事故以来、「ヨウ素」という言葉をよく耳にするようになった。原発事故で問題になっているのは「ヨウ素131」という放射性ヨウ素である。

1986年に起きたチェルノブイリ原発事故の後、放射性物質が飛び散ったウクライナやベラルーシで甲状腺《こうじょうせん》がんが多発したことはご存じだろう。その原因となったのが、この「ヨウ素131」とみられることから、ヨウ素=怖い物質というイメージをもっている人もいるかもしれない。

しかし、危険なのは、あくまでも放射性ヨウ素であり、放射性でないヨウ素は、食べても健康被害はないし、むしろ人体にとって不可欠な栄養素である。ヨウ素は、甲状腺ホルモンを合成し、タンパク質や脂質、糖質の代謝を高める。ヨウ素が不足すると、甲状腺が機能低下を起こし、甲状腺腫になる可能性も高まる。子供の場合は、成長障害が起きることもある。

ヨウ素が多く含まれているのは、昆布、ワカメなどの海藻食品や、イワシ、サバ、カツオ、ブリなどの魚。海に囲まれている日本は、ヨウ素に関しては恵まれた環境にあるため、通常の食事をしていれば不足することはない。

むしろ日本人の場合、過剰症のほうが心配で、過剰摂取が原因で甲状腺腫になることがあるのだ。ヨウ素は、不足してもとりすぎても甲状腺腫になってしまうのだ。

なお、ヨウ素をたっぷり含む昆布は、日本では料理にうま味を加える「ダシの素」だが、中国の内陸部など、海から遠く離れた地域では、ヨウ素をとるための「薬」として扱われている。

カリウムは、むくみの改善に効果的？

カリウムは、ナトリウムとともに、人の体液の主要成分だ。体液には、細胞の外にある「細胞外液」と、細胞の中にある「細胞内液」の2種類があり、細胞外液に多く含まれているのがナトリウム、細胞内液に多く含まれているのがカリウムだ。

両者は互いに作用しながら、細胞の浸透圧《しんとうあつ》を維持したり、水分量を調整している。カリウムとナトリウムは、互いにいい相棒なのだ。

人間はナトリウムがなければ生きていけないが、ナトリウムが多すぎると、体内の水分調整がうまくいかなくなり、体がむくんでしまう。そのナトリウム量を調整するのがカリウムで、余分なナトリウムを細胞の外に出したり、腎臓がナトリウムを再吸収するのを防ぎ、尿への排泄を促している。また、カリウムには血圧を下げる作用があるので、高血圧予防にも効果的だ。

カリウムは、果物、野菜、海藻などに幅広く含まれているので、普通の食事をしていれば、欠乏するほど減ることはない。ただし、夏場は汗とともに排出されやすく、またお腹をくだしたり、嘔吐《おうと》がつづいたときもカリウムの排出量が増えるので、そういうときは意識的に摂取したい。

夏場のカリウム補給におすすめなのは、スイカ。水分も糖分もいっしょに補給できるうえ、カリウムを豊富に含んでいる

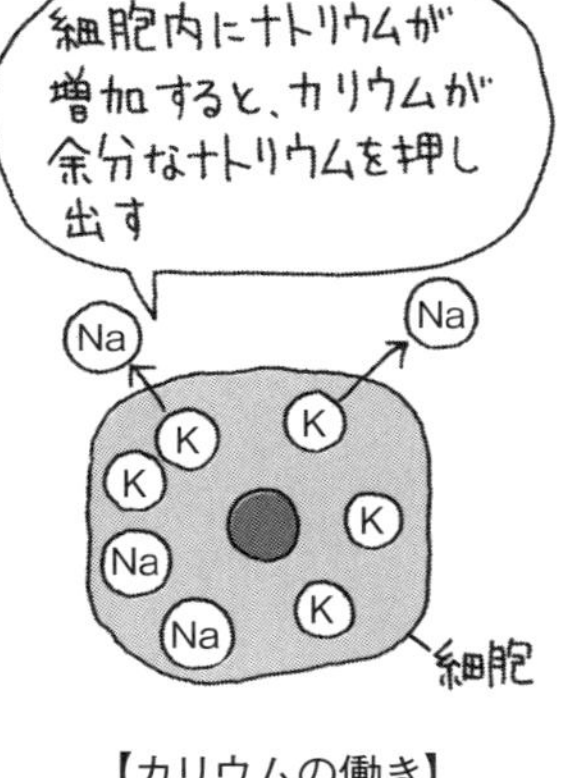

【カリウムの働き】

ので、脱水症の予防にもむくみの改善にも効果的だ。

下痢・嘔吐の場合は、野菜たっぷりのスープがおすすめ。野菜に含まれるカリウムは熱に弱く、加熱すると約30％も減少してしまう。そこで、煮込み料理にする場合は、煮汁もいっしょに食べるといい。

ナトリウムのとりすぎは高血圧の原因に？

ナトリウムは、カリウムと対の関係にあって、細胞内外の比率が一定に保たれるような仕組みになっている。

たとえば、細胞内のナトリウムが増えると、細胞外のカリウムが細胞の中に取り込まれ、ナトリウムを細胞外に押し出す。この「ナトリウム・カリウムポンプ」と呼ばれる仕組みによって、細胞の浸透圧や、酸性とアルカリ性のバランスが調整されている。

ところが、ナトリウム（要するに、塩分）をとりすぎると、このポンプがうまく働かなくなり、体がむくんでしまう。また、ナトリウムのとりすぎは、高血圧や胃がんのリスクを高める原因にもなる。

高血圧気味の人はもちろん、若い人でも塩辛いものが大好きという人は、塩分のとりすぎに注意しよう。

漬物、佃煮、梅干しなどの加工品や、メザシや干物、味噌汁など、塩分の高い食品が好物という人は、塩分過多になりがちだ。味噌汁は1日1回だけにするとか、パン、サラダ、ヨーグルトなど、朝のメニューを和食から洋食に変えるのもいいだろう。

一人暮らしの男性は、カップ麺に要注意。成人の場合、食塩の所要量は1日1・5gとされているが、カップ麺1つには5g以上の食塩が含まれている。カップ麺は非常時用と心得て、日常的に食べるのは控えたい。

銅がないと、ヘモグロビンはつくられない？

銅は、鉄や亜鉛と同様に、人体の活動に不可欠な必須微量元素のひとつで、体内には約80㎎の銅が含まれている。鉄や亜鉛と比べても少量だが、おもに酵素に含まれていて、重要な働きをしている。

銅の働きとしてよく知られているのは、赤血球のヘモグロビンを生成することである。ヘモグロビンのおもな材料は鉄だが、銅がなければ正常にはつくられない。

また、銅は、骨や血管壁を強化するコラーゲンやエラスチンの生成にも関係しているうえ、チロシナーゼというメラニン色素をつくるときに必要な酵素の合成でも重要な働きをしている。

銅が不足すると、ヘモグロビンの合成が不十分となり、貧血などの症状が出る。また、毛髪異常、白血球の減少、骨の異常などの症状があらわれることもある。子供の場合は発育障害を起こすこともあるので注意が必要だ。

ただし、銅は魚介類、豆類、種実類を中心にさまざまな食品に含まれているので、普通に食事をしていれば不足するということはない。

むしろ問題なのは過剰症で、銅鍋などの銅製の調理器具をひんぱんに使っていると、銅が溶け出し、知らず知らずのうちに過剰摂取してしまうことがある。

銅の過剰症として有名なのは、ウィルソン病である。この病気は多くの場合、肝障害が起きて発見されるが、脳がおかされることもあり、そうなると記憶力や計算力が鈍るうえ、精神状態も不安定になる。

その他のミネラル…それぞれの役割は？

その他のミネラルは、どのような働きをもつのだろうか。まず、老化予防のミネラルといわれる「セレン」から。セレニウムとも呼ばれるセレンは、体内の活性酸素や過酸化脂質を分解するので、適度に摂取していると、体の抗酸化力を高め、がん予防につながると期待されている。

セレンを多く含む食品は、ネギ、イワシ、ワカサギなどで、「土壌中のセレン濃度が高い地域ほど、がん発生率は低い」という研究データも報告されている。日本では土壌にセレンが多く含まれているので、野菜や飼料を食べる家畜類にもセレンが多く含まれている。そのため、通常の食事をしていれば、セレンが不足することはない。

「クロム」は、レアメタルのひとつとして利用されている金属だが、人の体の中では、インスリンの働きを高めて血糖値を下げたり、中性脂肪やコレステロールを減らし、筋肉を増強する働きがある。通常の食事で不足することはないが、土壌中にクロムが少ない地域があり、体内のクロム量はそうした環境によっても左右される。

「マンガン」は、ほかのミネラルの働きを助け、体の機能をさまざまな面でサポートしている。たとえば、骨や歯をつくるのはリンとカルシウムだが、マンガンが補酵素となってその働きをサポートしている。

また、マンガンは「愛情ミネラル」とも呼ばれている。不足すると、性機能や妊娠能力が低下するからだ。実際、動物実験では、マンガンが欠乏すると不妊になることがわかっている。

「モリブデン」は、肝臓と腎臓に多く存在し、老廃物の排出や解毒にかかわる酵素をサポートしている。また、「血のミネラル」とも呼ばれ、鉄分の働きを促す酵素の主成分として造血にも役立っている。

「塩素」は、肝臓の働きを助け、体の中の老廃物をスムーズに取り除いたり、血液のpHや浸透圧のバランスを整えている。

また、胃液に含まれる塩酸の成分となっているため、塩素が不足すると胃液の酸度が低下して、消化不良を引き起こす。

「硫黄」は、軟骨、骨、腱、皮膚、爪、髪などに多く含まれ、健康な髪や皮膚、爪のために不可欠なミネラル。欠乏すると、関節痛や神経痛、発育不全や肌あれなどを引き起こすが、肉類や魚介類、卵、チーズなど、タンパク質が豊富な食品をとっていれば、不足することはまずない。

「コバルト」は、骨髄の造血機能に不可欠なミネラルで、赤血球や血色素の生成に関係している。

【16種の必須ミネラルとその働き】

	おもな働き	おもな食品
リン	骨や歯の成分となる	レバー・魚・玄米・大豆・卵黄
鉄	酸素を全身に運ぶ	レバー・ひじき・ほうれん草
カルシウム	骨や歯の成分となる	小魚・大豆・牛乳・チーズ
マグネシウム	骨や歯を強化し発育を促す	玄米・大豆・アーモンド・バナナ
亜鉛	タンパク質や骨の発育を促す	牡蠣・かに・豚レバー・鶏肉
ヨウ素	甲状腺ホルモンを合成する	昆布・わかめ・海苔・白米
カリウム	利尿作用を促す	果物・野菜・イモ類・魚
ナトリウム	血液・体液の浸透圧を調整	一般的に食塩を含む食品
銅	ヘモグロビンの生成を補助	内臓類・牡蠣・大豆・栗
セレン	抗酸化力を高め老化を防ぐ	アジ・マグロ・たらこ・シシャモ・イワシ
クロム	糖の代謝を高め糖尿病を予防	あなご・ひじき・シシャモ・アジ
マンガン	骨や関節を丈夫にする	玄米・大豆・バナナ・レンコン
モリブデン	体内の老廃物を分解する	内臓類・大豆・ピーナッツ
塩素	血液中のpHバランスを調整	カップ麺・素麺・さきいか
硫黄	骨・皮膚・髪・爪などをつくる	魚介類・肉類・卵・牛乳・チーズ
コバルト	造血機能を高め貧血を予防	レバー・魚介類

いま、スーパーやコンビニでは、さまざまな種類のサプリメントが手軽に手に入り、「トクホ（特定保健用食品）」マークのついた商品があふれています。健康志向の高まりと共に、食と栄養に対する関心が高まっていることの表れでしょう。

みなさんももう一度、自分自身の、そして家族の、健康と食生活を見直してみませんか。どの食材にどんな栄養素が含まれているのか、効率よく栄養を吸収するにはどう調理すればいいのか……。そして、「より健康に、よりキレイに！」を目指しましょう。

＊　＊

◉左記の文献等を参考にさせていただきました――

「入門栄養学」北岡正三郎（培風館）／「よくわかる栄養学の基本としくみ」中屋豊（秀和システム）／「栄養の基本がわかる図解事典」中村丁次監修（成美堂出版）／「見てわかる！栄養の図解事典」中村丁次（ＰＨＰ研究所）／「あたらしい栄養学」吉田企世子、松田早苗監修（高橋書店）／「好きになる栄養学」麻見直美、塚原典子（講談社）／「栄養成分の事典」則岡孝子監修（新星出版社）／「栄養コツの科学」佐藤秀美「こつの科学」杉田浩一（以上、柴田書店）／「新しい栄養学と食のきほん事典」井上正子監修（西東社）／「おいしい食べ物知識事典」林廣美（三笠書房）／ほか

KAWADE
夢文庫

一番わかりやすい
栄養学の本

二〇一二年五月一日　初版発行
二〇一八年三月一〇日　5刷発行

著者……夢プロジェクト〔編〕
企画・編集……夢の設計社
東京都新宿区山吹町二六一〒162-0801
☎〇三―三二六七―七八五一（編集）

発行者……小野寺優
発行所……河出書房新社
東京都渋谷区千駄ヶ谷二―三二―二〒151-0051
☎〇三―三四〇四―一二〇一（営業）
http://www.kawade.co.jp/

装幀……川上成夫＋塚本祐子
印刷・製本……中央精版印刷株式会社
組版……イールプランニング
Printed in Japan ISBN978-4-309-49834-8